人はどう老いるのか

久坂部 羊

講談社現代新書
2724

はじめに

――天はいつまでも若い人を造らず　いつまでも死なない人を造らず

ちょっと福沢諭吉ふうに書いてみましたが、何を当たり前のことをとお思いでしょうか。

いつまでも元気で長生きというのは、多くの人が求めることで、私もそれを望んでいますが、ここには論理矛盾があります。長生きをするというのは、すなわち老いるということで、老いればいつまでも元気ではいられないからです。

私は現在六十八歳で、いわば新米の高齢者です。これからどんどん老いていくでしょう。どうすれば上手に老いることができるのか。日々、真剣に考えています。

というのは、長年、高齢者医療に携わってきたおかげで、さまざまな老いのパターンを目にしてきたからです。上手に老いている人もいれば、下手に老いて苦しんでいる人もいました。

老いればさまざまな面で、肉体的および機能的な劣化が進みます。目が見えにくくなり、耳が遠くなり、もの忘れがひどくなり、人の名前が出てこなくなり、指示代名詞ばかり口にするようになり、動きがノロくなって、鈍《どん》くさくなり、力がなくなり、ヨタヨタするようになります。

ほかにも、つまずく、こける、落とす、引っかける、食べたものをこぼす、むせる、丸呑みする、オシッコのチョロッともれ、頻尿、腹圧性尿失禁、切迫性尿失禁、溢流《いつりゅう》性尿失禁、混合型尿失禁に、大便の失禁も生じます。

見た目も劣化し、ハゲる、白髪（眉毛も睫毛も鼻毛も腋毛も陰毛も）、シワ、シミ、たるみ、イボ、肝斑《かんぱん》、色素沈着、青あざもできやすくなる。根気もなくなり、好奇心もなくなり、体力もなくなり、社会に対する関心もなくなり、好きなこと、おもしろいことへの興味も失せます。

精神面での老化は、ほかにも頑固になる、キレやすくなる、辛抱がなくなる、愚痴が増える、小言が増える、心配が増える、不安が増える、疑り深くなる、嫉妬深くなる、ひがみっぽくなる、自分を抑えられなくなる、待てなくなる、わがままになるなど、若い人に嫌われる要素のオンパレードです。ほかにも関節が硬くなり、あちこち痛くなり、手が震え、身体が震え、脚が震えて歩けなくなり、細かい字も書けなくなり、着替えも入浴も食事も排泄も洗顔も移動もできなくなって、最後は寝たきりです。

そういう自然な老化現象だけでなく、さまざまな病気も襲いかかってきます。がん、うつ病、認知症、肺炎や心不全や脳血管障害など、ごく一般的なものから、パーキンソン病、脊柱管狭窄症、変形性膝関節症《しつかんせつしょう》、リウマチ、膠原病《こうげんびょう》、肺気腫、肝硬変、狭心症などの苦しい病気、さらには脊髄小脳変性症やＡＬＳ（筋萎縮性側索《そくさく》硬化症）のような恐ろしい難病まで、老いればあらゆる病気の危険性が増します。

イヤなことばかり書きましたが、これが老いるということ、すなわち長生きということです。

にもかかわらず、長生きを求める人が多いのはなぜなのか。それは生物としての人間の本能であり、長生きをすればいいこともいっぱいあるからでしょう。

世の中にはそれを肯定する言説や情報があふれています。曰く、「八十歳からの幸福論」「すばらしき九十歳」「人生百年！」「いつまでも元気で自分らしく」「介護いらず医者いらず」等々。

そのことに私は危惧を深めます。そんな絵空事で安心していてよいのかと。

思い浮かぶのが、パスカルの言葉です。


——我々は絶壁が見えないようにするため、何か目を遮るものを前方に置いた後、安心して絶壁のほうに走っているのである。


下手に老いて苦しんでいる人は、だいたい油断している人です。浮かれた情報に乗せられ、現実を見ずに明るく気楽で前向きな言葉を信じた人たちです。

上手に老いて穏やかにすごしている人は、ある種の達観を抱いています。決していつまでも元気を目指して頑張っている人ではありません。いつまでも元気にこだわると、いずれ敗北の憂き目を見るのは明らかです。

老いれば機能が劣化する分、あくせくすることが減ります。あくせくしても仕方がないし、それで得られることもたいしたものではないとわかりますから。そういう智恵が達観に通じるように思います。

多くの高齢者に接してきて、上手に楽に老いている人、下手に苦しく老いている人を見ていると、初体験の〝老い〟を失敗しない方法はあるような気がします。

それをみなさんといっしょに見ていきたいと思います。

目次

第一章　老いの不思議世界

上手に老いる方法

「人はどう老いるのか」というタイトルから、人間の老いに関するメカニズムや、老化による細胞の変化、筋肉や内臓のタンパク量の減少などについて、医学的な解説を期待されるかもしれませんが、そういうことは他書に委ねます。現在、解明されている老化現象に対する知見は、あまりおもしろくないし、知ったところで上手に老いられるわけではありませんから。

老いに関する本でよく読まれているのは、老いを止める、あるいは遅くする方法を論じたものでしょう。それも他書に任せます。そういうノウハウや指導、お勧めもいろいろあるようですが、たいていは眉唾もので、気休め、あるいは当たるも八卦当たらぬも八卦の類いがほとんどだからです。

そもそも老化を遅くする方策（運動、食事、サプリメント、薬剤など）を講じて、若々しさを保ったとしても、その方策のおかげとは言い切れません。その方策を講じてなくても、もともと若々しかった可能性が否定できないからです。

科学的に効果を証明するためには、ある方策を講じたグループと、講じていないグループを無作為に分けて、大規模で長期間比較しなければなりません（「大規模無作為化比較試験」といいます）。そんな比較試験は事実上、むずかしいでしょう。実施しようとすれば、だれしも方策を講じるグループに入りたいと願いますから。

ましてや若々しさの指標をどう決めるのか。運動機能なのか、記憶力なのか、神経伝達速度なのか。どれを指標に決めたところで、その成績がよいからといって、楽に老いられるわけではありません。老いにはさまざまな側面があり、人によって受け止め方もちがうからです。老化現象が進んでいても、精神的に満たされた人はいますし、若々しいのに不平不満を抱えている人もたくさんいます。

上手に楽に老いるには、老いの実例をいろいろ見て、参考にするのがいいでしょう。私自身、その経験が大いに役立っていると感じます。

たまたま飛び込んだ高齢者医療

私はもともと外科医でしたが、三十代のはじめにあるきっかけで外務省に入り、医務官という仕事で、海外の日本大使館に約九年間、勤務しました。赴任したのはサウジアラビアとオーストリア、パプアニューギニアの三ヵ国です（詳細は前著『人はどう死ぬのか』〈講談社現代新書〉に書いています）。

外務省をやめて四十二歳で帰国したとき、これだけブランクがあると、外科医としては使い物にならないので、どうしようかと思っていたとき、医局から紹介されたのが、神戸にある老人デイケア（今でいうデイサービス）を併設したクリニックでした。まだ介護保険がはじまる前で、老人デイケアも医療保険で行われていました。

当時、高齢者医療のクリニックで働くのは、現役を引退した医者が多く、患者さんも高齢だが医者も高齢というのが通り相場でした。なにしろ高齢者医療は、〝老い〟という治らない症状を相手にするので、やる気のある若い医者や、脂ののったベテランはやりたがらないのも当然でした。

私も最初は意気が上がらないなと思っていました。しかし、実際に勤めはじめると、意外なおもしろさに気づいたのです。

外来患者さんはさほど多くありませんでしたが、老人デイケアには毎日、四十人の〝ナマ年寄り〟がやってきます。それまで高齢者といえば、自分の祖父母とか近所の顔見知りがせいぜいで、年寄りはこういうものだろうという漠然とした思い込みがありました。ところがデイケアの利用者さんを見ると、身体の状態から気の持ちよう、悩み、葛藤、欲求、自慢や自尊心、思い込みやこだわりなどが千差万別で、それぞれの人生がにじみ出るようなちがいが感じられたのです。

クリニックに出勤したら、私は送迎バスの降り口で利用者さんを出迎え、外来患者さんがいないときは二階のデイケアルームに上がって、デイケアのようすを眺めていました。利用者さんと雑談をしたり、相談を受けたりしながら、秘かに観察を続け、その驚くべき〝老い〟の実態に大いに興味を惹かれました。

重症度と苦悩の深さが一致しない

最初に意外だったのは、高齢者の多くがごく当たり前のことで、悩んだり嘆いたりしていることでした。

腰が痛い、膝が痛い、さっさと歩けない、細かい字が読めない書けない、もの忘れが激しいなど、当時まだ四十代だった私には、老いれば当然のことと思えることばかりでした。それなのに当人は、「なんでこんなことになったのか」「こんなことになるとは思わなかった」と嘆くのです。あたかもまったくの想定外の不幸に見舞われて、苦しんでいるという感じでした。

それはつまり心の準備が足りなかったということでしょう。「いつまでも元気で若々しく」とか、「最後まで自分らしく」などの無責任なきれい事情報に惑わされていたから、実際の老いであちこちに不具合が起こると、「なんでこんなことに」「こんなことになるとは」と、落ち込んでいたのです。

その一方で、「年を取ったらこんなもんですわ」と、さまざまな老化による不具合を受け入れている人もいました。ある男性は腰痛のせいでほとんど歩けないのに、治療を求めようとしません。高齢者医療の新米だった私は、なんとかその腰痛を治したいと思い、あれこれ治療法を提案しましたが、男性は首を横に振るばかりでした。そしてニヤリと笑ってこう言うのです。

「この腰痛は年のせいやから、どうしようもおませんな。これが治せたら、先生はよっぽどの名医ですわ」

端《はな》から治してもらう気はなく、若気の至りで力む私を憐れむような、揶揄するような感じでした。

それとは別に、八十二歳のある女性は脳梗塞で左半身不随になり、デイケアで懸命に歩行訓練のリハビリをしていました。その効果があって、入所時よりかなり状況が改善したので、私は励ます意味も込めて、「だいぶ速く歩けるようになりましたね」と声をかけました。

　すると、彼女は険しい顔でキッと私をにらみ、「もっとさっさと歩けるようになりたいんです」と応えました。彼女は右半身が自由で言語障害もなく、頭もしっかりしていたので、残っている機能を使えばいくらでも楽しむことができるのに、生来、まじめで努力家の彼女は、麻痺した左半身を回復させることで頭がいっぱいのようでした。

　片や、別の七十九歳のある男性は、やはり脳梗塞でしたが、先の女性より症状は重く、歩行不能で車椅子を使っていました。リハビリをすれば、歩行器を使えるくらいに回復しそうだったので、スタッフや私が度々リハビリを勧めるのですが、本人にはまったくその気がありません。デイケアで入浴したあとなど、私が「身体を温めると筋肉がほぐれて、リハビリの効果も出やすいですよ」と勧めても、笑顔で手を振り、「車椅子が楽でええんですわ」と言うばかりです。

　杖歩行ができる先の女性と、車椅子の男性を比べれば、男性のほうが症状が重いのは明らかです。しかし、悩みや嘆きの深さは、症状が軽い女性のほうが重い。ふつうは病気の症状が重ければ悩みや心配も大きいはずです。それが必ずしも通用しないのが、高齢者の世界だと気づきました。

94歳のアイドル

今のデイサービスでも同じでしょうが、私が勤めていた老人デイケアでも、認知症の人のお世話は大変でした。ちょっと目を離すと、ティッシュを食べる、鞄に痰を吐く、便器で手を洗う、紙おむつをちぎってバラまく、そして徘徊《はいかい》で一日中職員を引っ張りまわしたりします。職員が慌て、叫び、走りまわって後始末に追われても、当人はまったく知らん顔です。

それでも意外なユーモアがあったりして、職員を笑わしてくれるアイドルのような高齢者もいました。

歯が抜けて顔はシワだらけで、いつも口をもぐもぐ動かしているKさん（94歳・女性）は、デイケア一の人気者でした。

「いつもお世話になっております。ご迷惑をおかけして申し訳ございません」と、ていねいに頭を下げるかと思うと、「コレ、アンタ早よしなさい」と、急に職員を使用人扱いしたりします。

私も「こっちへ来なさい」と、きつい口調で呼ばれたことがありました。

「はい。来ましたよ。何ですか」と問うと、「わたしが来いと言うとるの」という返事。

「だから、ご用は何ですか」

「別に用はないの」

思わずズッコケると、またていねいな口調にもどり、「いつもお世話になっております。わがままばかり申しまして、わたしは悪い人間です」と、拝む仕草で頭を下げます。


あるとき、プログラムで朝食に何を食べたかを訊ねると、Kさんは、「今朝はネコを食べてきました」と答えて、職員たちを唖然とさせました。そんなシュールな回答も、Kさんの人気の理由です。

それでも実際の介護はたいへんです。Kさんの場合は、特に食事の介助が難関でした。嚥下《えんげ》機能が落ちているので、口に入れたものをなかなか飲み込みません。飲み込まないだけでなく、口の中でもぐもぐしてたっぷりの唾液と混じった食物を、ところ構わず吐き出します。職員がティッシュを広げて構えていると吐きません。ところが手をおろすと、待っていたように吐くのです。手をおろさず待っていると、顔を背けて別のところに吐きます。まわりに新聞紙を広げて、どこに吐いてもいいようにすると、今度は職員めがけて吐きました。性格が悪いとしか言いようがありませんが、それでもKさんには独特のキャラがあるので、人気は衰えませんでした。

ですから、送迎バスが到着したとき、Kさんの姿が見えると、職員たちは「きゃー、来てる」と悲鳴をあげながら喜んでいました。

このKさんが、習字のプログラムのとき、墨汁《ぼくじゅう》を飲んでしまい、大慌てしたこともありました。職員が「あーっ」と気づいて、すぐに洗面台に連れて行き、「うがいをして」とコップの水を含ませ、「ガラガラガラー」としたので「吐き出して」と言うと、ゴックンと飲んでしまいました。

仕方がないので、同居している娘さんに連絡して、「誠に申し訳ありません。こちらがちょっと目を離した隙に、Kさんが墨汁を飲んでしまいました。明日か明後日、黒い便が出ると思いますが、どうか驚かないでください」と言うと、「驚きません」との答えでした。よく聞くと、炊きたてのご飯の上にオシッコをされたり、朝起きたらスリッパの上にウンコが載せてあったりしたので、墨汁を飲むくらいはどうということはなかったのでしょう。

ほのかなロマンス

ほかにも人気があったのは、細身で長身のSさん（95歳・男性）で、いつもオシャレなステッキをつき、ベレー帽にベストという〝ダンディ爺さん〟でした。耳はほとんど聞こえないので、会話は一方通行でしたが、女性職員に「あなた、若いですな。ボクと結婚しませんか」とキザな調子で誘ってみたり、「火曜日、チューズデーですな」とインテリっぽくつぶやいてみたり、送迎バスが着いたあと、看護師長が介助に付き添うと、「腕を組んで行きましょう」、腕を差し出して、六十代の看護師長を照れさせたりしていました。

車椅子から一歩も立ち上がれないMさん（94歳・男性）は、目も耳も不自由なので、ほとんど会話は成り立ちませんが、いつもニコニコと満面の笑みで、何を聞いても手を合わせ、「ありがたい、ありがたい」と深々とお辞儀をします。その笑顔はまるでお地蔵さまのようで、心から感謝しているのが伝わってくるので、こちらまで気持ちがなごみ、職員たちに人気でした。

Mさんがお地蔵さまなら、Nさん（90歳・女性）は童女のような人で、会話も無邪気そのものでした。戦前にご主人の仕事でフィリピンに行っていたらしく、私がパプアニューギニアの日本大使館に勤めていたことを話すと、「マッカーサーという人、知ってはりまっか」と聞くので、「知ってますよ」と答えると、「会うたことおますか」と言われて面食らいました。マッカーサーがパプアニューギニアの首都ポートモレスビーにいたのは、私が生まれるはるか前なのですから。

私の苦笑にもかかわらず、Nさんは懐かしそうに語ります。

「わたしはマニラに十年いてました。マッカーサーが、日本はもうじきアメリカと戦争するけど、日本が負けるから、今のうちに引き上げなさいと言うてました。ほんならその通りになって。日本はアホだんなぁ」

無邪気なNさんとしゃべっていると、戦争の話も思わずなごみます。

このNさんに、どうしたわけか車椅子で目も耳も不自由なMさんが好意を持ち（顔が見えなくてもフィーリングでわかるのでしょう）、Nさんもまんざらでもないようで、二人を同じテーブルに並べると、いい感じですごしていました。

あるとき、Mさんがついに意を決したらしく、Nさんへのプレゼントを持ってデイケアに来ました。ところが折悪く、その日、Nさんは体調不良で欠席し、次の出席予定日も来ませんでした。

Mさんは再会の日を心待ちにしていましたが、Nさんは残念ながらそのままデイケアに来ることなく、ご自宅で亡くなりました。Mさんにはもちろんそのことは伝えませんでしたが、何かを感じるのは、はたまた年齢のなせる業か、徐々に食欲をなくし、入院したかと思うと、まるでNさんのあとを追うように亡くなりました。

99歳の心配事

そのデイケアに来ていた中で、最高齢だったのが九十九歳の女性・Tさんでした。

Tさんはいたって健康で、歩行も杖なしで歩けるくらいかくしゃくとして、頭もしっかりしていました。もちろん年齢的な変化はあり、背中は丸く、顔には無数のシワとシミがあり、顎が小刻みに震えて、しゃべるのも超スローテンポでした。

私がTさんに、「ここの利用者さんで、あなたが最高齢ですよ」と言うと、「そうですか。わたしがいちばん年上ですか。迷惑をかけますなあ」と応えながら、悪い気はしないようすでした。

帰りのバスを待っているとき、たまたまTさんがひとりで座っていたので、私は横に座り、「今、何か気になることとか、心配なことはありませんか」と訊ねました。何気なく聞いたこの問いの答えが意表を衝くものでした。

「心配ですか。そうですねぇ、強いて言えば、日本の将来ですかねぇ」

驚いて詳しく聞くと、日本の少子化が心配だというのです。

「わたしが言うのも何ですが、年寄りが増えすぎることは、国にとってあまりええことではないと思うんです。むかしはどこの家でも子どもが五人も六人もおったでしょう。今は子どもが減って、年寄りばかりが多くなったのでは、国の力が弱りますよ。そのうち、よその国に追い抜かれるのやないかと思うと、それが心配で」

どこでそんな知識を得るのかと訊ねると、新聞でもテレビでも見ていたらわかるとの答え。思わず「頭もしっかりしていますね」と感心すると、Tさんは平然とこう言いました。

「そりゃ今でもときどき孫たちにご飯を作ってやりますからね。自分の食べたいものではなく、孫たちの好きなものを考えて、今度は何をご馳走してやろうかと思いながら寝るんです。わたしは今、自分のことは何も心配ありませんの。二人の息子も孫たちもしっかり家庭を築いてくれてますし、みんな健康で仲よく暮らしてくれていますから。この前、曽孫《ひまご》が幼稚園で『月の沙漠』を歌うので、わたしが衣装を縫ってやったのを思い出しました。その曽孫が、もう大学生になってるんです」

感謝の気持ちを忘れず、高齢になっても社会への関心を失わずに、かくしゃくとしているTさんには、ほとほと感心させられました。

高齢自慢

子どもは別として、人はだれでも若く見られることを喜ぶものでしょう。

落語の「子ほめ」もその心理を描いたもので、「○○とはお若い。どう見ても××そこそこ」と、実際の年齢より若く言うことで、相手を嬉しがらせます。

ところが、九十歳を超えると、急にこの状況に変化が訪れるようです。

ふと気づけば、自分は九十歳の大台に乗っている。近所や親戚を見まわしても、自分ほど長生きをしている者はそう多くない。生き残った自信というか、よくぞここまで生き延びたと、自分をほめてやりたい気持ちになるのでしょう。

それまでは、いつ死が訪れるかとビクビクしていたのが、ここまで生きればあとはどこまで生きられるか楽しみだと、気持ちの攻守が逆転する人もいるようです。そうなれば、齢が増えることはむしろ喜びになって、ことさら自分の年を言い募る〝高齢自慢〟の域に入ります。

九十四歳のN′さんは、典型的な高齢自慢の女性でした。多少、背骨は曲がっていますが、杖なしで歩けるし、頭も比較的しっかりしていました。

「お元気ですね」と声をかけると、耳が遠いため大きな声で、「もうぜんぜんダメですわ」と手を振りながらも、目がキラキラ輝いているのです。

「いやいや、それだけしっかり歩ければ立派です」とほめ、うっかり「とても九十四歳には見えませんよ」などと言い添えると、真顔になって、「九十五ですがな」と大声で訂正されます。数え年なのですが、N′さんがそれを使うのは、むかしからの習慣というより、少しでも数が多いほうが好ましいからのようでした。

京都生まれのK′さんも高齢自慢で、デイケアに来るととなりに座った人に、「奥さん、なんぼにならはりました」と訊ねるのが常でした。耳が遠いので、相手の答えは聞き取りにくいようでしたが、それにはお構いなしに、「わてはもう九十三どっせ。あきまへんわ。ひゃっはっはっはー」と、毎度のキメ台詞を放って、甲高い笑い声をあげるのです。

〝ダンディ爺さん〟のSさんも似たようなもので、ロビーで送りのバスを待っているときなどに、「もう九十六（数え年）にもなりましたら、何の役にも立ちませんな」と恥じるように言いながら、「早ようお迎えがこんかと思うとりますが、これだけはなかなか、ハッハッハ」と、元気いっぱいのようすでした。

中国人のRさんは八十九歳の女性ですが、送迎バスに同乗する職員によると、「ワシは前に座る。ワシの家に先に行け。もっと速く走れ。こっちの道を通れ」などと、やたら注文の多い人でした。それが、あるときから急におとなしくなりました。同乗している利用者さんに、自分より高齢の人がいることを知ったからです。それまでは自分がいちばん年上なので、大事にされて当然と思っていたようです。中国人の家庭では、儒教精神がより強く残っているのでしょう。

高齢自慢の人は年齢を誇っていても、その年齢の意味を理解しているとは思えませんでした。

N′さんは口では「もうダメ」と言いながら、必ずしも老いていることを納得していませんでした。指がしびれるとか、膝が痛いとか訴えては、「なんででっしゃろ」と首を傾《かし》げます。

「どっか悪いんでっしゃろか」

「どこも悪くないですよ。長く使っていると、自然とそうなるんです」

「けど、去年まではなんともなかったんでっせ」

それは去年までの幸運を喜ぶべきで、いつまでも無症状のままが当たり前と思うほうがまちがっています。けれど、そんなほんとうのことは言えませんから、湿布や鎮痛剤などのおざなりな治療でお茶を濁します。

デイケアの話ではありませんが、父がまだ存命のとき、地元の老舗のそば屋に行くと、先代の主人が帳場に立っていました。父を見ると、「おいくつですか」と訊ねるので、父が「八十五です」と答えると、「お若いですなぁ。わたしはもう九十ですわ」と、卑下するように見せて、実に嬉しそうに言いました。見ていると、自分より年少そうな高齢者を見つけては、年を訊ね、「お若いですなぁ。わたしは……」と繰り返していました。高齢自慢はよっぽど気分がよいようです。

根強い死にたい願望

老人デイケアのクリニックでは、余病を持つ利用者さんの健康管理と、売り上げ向上（露骨な言い方ですが）の両目的から、定期的に血液検査と胸部X線撮影を行っていました。

血液検査の結果は診察室で説明します。Yさん（88歳・男性）は軽い貧血と肝機能障害があったので、三ヵ月ごとに検査をしていました。

「前と変わっていませんよ。心配ないです」

そう言うと、Yさんは心底落胆したようなため息をついて、「そうですか。ほんならまだ死ねませんな」とつぶやきました。

血液検査の結果がよければ、喜ぶのがふつうでしょうが、デイケアの利用者さんには逆の反応を示す人が少なくありませんでした。

Yさんの口癖は「早ようお迎えが来ませんかな」で、「先生、ポックリ逝ける薬はありませんか」ともよく聞かれました。冗談や口先だけでないので返答に困ります。

「どうしてそんなふうに思うのですか」と聞くと、Yさんは自嘲するようにこう答えました。

「こんな年寄り、生きとってても仕方ないですよ。迷惑をかけるばっかりで」

「迷惑なんかかけていませんよ。Yさんは若いころから頑張ってこられたのだから、今はまわりの人に手伝ってもらったらいいんですよ。みんな順番ですから」

そう宥《なだ》めましたが、Yさんは両膝の上で拳を握ったまま、顔を上げようとしません。Yさんは杖で歩けるし、トイレにもひとりで行けるので、決して要介護度が高いわけではありませんし、同居している息子さん家族も介護に前向きで、決して迷惑がられているわけではなさそうでしたが、家族が親切にすればするほど、Yさんの心の負担は大きくなるようでした。

Eさん（89歳・女性）は、送迎バスが到着した直後に胸が苦しいと言って倒れたので、診察室に運んで心電図をとりました。心室性の不整脈発作で、急いで抗不整脈剤を注射すると、なんとか整脈にもどって、意識も回復しました。

「もう大丈夫ですよ。よかったですね」と声をかけると、Eさんはぼんやりと天井を見たまま、「そうですか。死ねませんでしたか」と、心底、落胆したようにもらしたのです。

「そんなことを言わないで。生きていれば、またいいこともあるでしょう」

そう励ますと、Eさんはカッと目を見開き、私をにらみつけて、「いいことなんか、ありません」と、しゃがれた声で断言しました。私は自分の迂闊さ、無責任さを指弾されたようで、言葉を失いました。Eさんは息子さん一家と同居していましたが、嫁と折り合いが悪く、家庭内で苦しい状況にあったのです。

「あんな家に帰るくらいなら、死んだほうがよっぽどましです」

返す言葉がありませんでしたが、だからと言ってもちろんみすみす死なせることはできません。しかし、それは私の保身だったのかもしれません。ほんとうにEさんのことを考えるのなら、発作のまま逝かせてあげるのがよかったのではないかと、一抹の迷いがあったのも事実です。

この二人ほど深刻でなくても、死にたい願望を持つ利用者さんは、珍しくありません。K″さん（78歳・女性）は、杖はついていますが、背中も腰も曲がっていませんでした。パーキンソン病なのでポーカーフェイスで（パーキンソン病には〝仮面様顔貌《かめんようがんぼう》〟という症状があります）、声も低く、滅多に感情を表に出しません。そのK″さんに胸のX線撮影をすると、妙な影が写っていたので、私は肺がんかもしれないと思い、精密検査を勧めました。

不安を取り除くため、「それほど心配ないですから」と言い添えると、「心配はしません。いつ死んでもいいですから」と、K″さんは眉一つ動かさずに応えました。

いつ死んでもいいと言う人に、さらなる検査を勧めることが正しいのかどうか、私は迷い、「精密検査はどうしますか」と聞くと、「先生が受けろとおっしゃるのなら受けます」という答え。まるで検査は私への気遣いのようでした。

結局、しばらくようすを見ることにして、何度かX線撮影を繰り返しましたが、影の増大は見られず、症状も悪化しませんでした。

昼食後の時間にデイケアルームに行くと、利用者さんがお茶を飲みながら、よくこんな雑談をしています。

「うまいことポックリ逝く方法はないもんかいな」

「朝、目が覚めんとそのまま逝けたら、こんなええことはないな」

「こけて頭打って、そのままあの世に行けたらええのに」

「道でトラックでも突っ込んできて、バーンとはねてくれへんやろか」

デイケアに参加する高齢者にとって、死はある種の憧れ、救いのような側面があるようでした。

「死ね」ではなく「死ねない」という意地悪

高齢者が死を肯定的に捉えていることを、私はあるゲームのプログラムで痛感しました。

利用者さんが二チームに分かれて、風船をとなりの人に順繰りに渡すゲームです。前から受け取った人は、次に背中側に手渡し、背中側で受け取った人はお腹側に渡します。

ついつい焦って風船を受け損ねたり、交互に渡すのを忘れたりして、それが笑いを誘うこともありますが、競争ですから、ときに白熱して利用者さん同士が興奮することもありました。

見ていると、同じ女性が何度か風船を落とし、その度に彼女のチームが負けました。すると、ふだんから意地悪な女性が、風船を落とした女性に、「アンタのせいでまた負けた」ときつい言葉をかけました。

するとと言われた女性は取り乱して、「ああ、わたしが悪い。わたしのせいで負けた。もう死んでしまう」と叫んだのです。これに対し、先の女性はさらにきつい口調でこう言いました。

「そんなこと、言うたらいかんの。アンタなんか簡単に死ねんの」

ふつう、腹が立ったら「アンタなんか死ね」というのが罵声となるでしょう。ところが、その場では「死ねない」というのが意地悪になっていたのです。私はそのことに妙に感心しました。それだけ死が望ましいものとして捉えられているわけですから。

まだ長生きをしておらず、命が惜しいと思っている人には、理解しがたいかもしれませんが、いつまでも死なないというのは、実際、つらくて苦しいものです。高齢者医療やがんの終末期医療の現場で、過酷で悲惨な延命治療を目の当たりにすると、そのことを実感します。

だったら、適当なところで上手に死ぬことが望ましいはずですが、いつまでも生きていたいと思っている人は、なかなかそちらに気持ちが向かないようです。

死ぬことの準備は不愉快かもしれませんが、それをせずに安穏と暮らし、いざ死が目の前に迫ってから下手な選択をして、悔いの残る死に方をした人を多く目にした私としては、もったいないとしか思えません。

海より深い高齢者のうつ

うつ病には特に理由もないのに気分が沈む〝本態性〟のうつ病と、つらいこと悲しいことのせいで気分が沈む〝反応性〟のうつ病があります。

高齢者の場合は、圧倒的に後者が多いです。なぜなら、〝老い〟にはつらいこと、悲しいことが多いからです。

デイケアルームに利用者さんがそろうと、私は各テーブルをまわって挨拶をします。

「おはようございます。今日は身体の調子はどうですか」

この問いにあらゆる不具合と嘆きが返ってきます。腰が痛い、手が震える、口が渇く、咳が止まらない、息が苦しい、もの忘れが激しい、めまい、耳鳴り、便が出ない、便が緩い、この頭痛はなぜ起こるのか、足のしびれはどうやったら治るのか、こんな病気を背負い込むとは思わんかった、歩けんようになるのが怖い、おむつをするくらいなら死んだほうがまし、寝たきりになったらどうしよう、もうこの手の麻痺は治りませんか、年を取ったらロクなことはない、嫁にも孫にも嫌われて、犬にも嫌われて、何もええことはない、苦しいばっかり、もうどうなってもええ、早く死んでしまいたい云々。

聞かされるこちらまで気分が沈みます。

痛みや不如意があっても、心の準備のある人は、ある程度、うつ病にならずに受け止められるようです。心の準備のない人、すなわちいつまでも元気でいられると思っていた人は、「なんでこんなことに」とか「こんなことになるとは」と、よけいな嘆きを抱えるので、反応性のうつ病になる危険が高まります。世にあふれるきれい事情報や、無責任なお気楽情報は、ほんとうに罪深いと思います。

高齢になれば、自然な老化現象以外にも、病気という心配と恐怖が襲いかかってきます。年を取ればそれも当たり前と思っている人は、比較的楽に受け止められるようですが、病気が怖くてたまらないという人は、病気以前にその思いに苦しめられます。

韓国人のLさん（80歳・男性）はでっぷりと肥えた大柄な人でしたが、ご家族から〝病気のデパート〟と呼ばれていました。実際に診断のついた病気はないのですが、不具合の訴えがデパート並みに多かったのです。

デイケアルームに到着しても、頻繁に診察を求めて外来の診察室に下りてきます。食欲がない、吐き気がする、夜が眠れない、オシッコのにおいがおかしい、腰がふらつく、だんだん歩けんようになるのが怖い、寝たきりになったら困る、便所にも行けんようになったら死ぬしかない等々。

検査をしても特段の異常がないので、「大丈夫ですよ」と説明しても納得してくれません。

「先生。注射をお願いします。先生は専門家でしょう。ワシら素人にはわからんから、頼むのです。注射を頼みます。お願いできませんか。注射さえしてもろうたら、楽になると思うんです」

そんなとき、どう応えればいいのでしょう。気休めにブドウ糖かビタミン剤の注射でもするのが親切なのかもしれませんが、一回でもするとまた次もと、やみつきになる可能性が大です。それにまだ若かった私は、そんな医学的に意味のない気休め注射をすることにも抵抗がありました。

「注射といっても、どこが悪いのですか」

そう聞くと、「のどはおかしくないか」と口を大きく開けます。別に異常はありません。

「頭も痛いんです。膝に力も入らんし、なんやお腹が張ってるみたいやし、指の先がしびれとるし、爪も薄くなってフニャフニャしとるし、胸も苦しいし、夜中に息が止まりそうになるんです」

まさに病気のデパートです。

「注射は必要ありませんよ。それにすべてに効く注射もありませんし」

私が首を振ると、Lさんは「そんなことを言わずに、お願いします、頼みます、なんとか注射を打ってください」と食い下がります。私はまるで自分がLさんに意地悪をしているような気分になりました。

ネガティブ思考の女王

うつ病になると、判断力や決断力が鈍り、物事を決められなくなったりします。

T′さん（81歳・女性）も、うつ病で堂々巡りをしていました。三日ほど前に舌の先が割れて、痛くて食事が摂れないので、身体が弱るのではないかと心配なのです。加えて同居している息子さんの家族が、夏休みを利用して二泊三日の旅行に行く計画があり、それが悩みの種でした。

「息子と嫁には世話をかけてばかりだから、息抜きに旅行に行かせてやりたいんです。けど、息子がおらんとわたしは不安でたまりませんの。けど、それを言うと、息子らが旅行を取りやめてしまうでしょう。旅行には気持ちよく行かせてやりたいんです。けど、息子がおらんとわたしは心配で心配で。舌が割れているので、ご飯は嫁に特別に作ってもらわんと食べられないでしょう。それも味がわからないので、せっかく作ってもらっているのに申し訳なくて、でも食べないと身体が弱るし、寝たきりになったらますます息子らに世話をかけるし、おむつを使うようになったらお金もかかるし、夜中にも何度も目が開くんです。いやな夢も見て、結婚式がはじまるのに着付けができていなくて、どうしようと思うと目が覚めて、またうとうとすると同じ夢を見て、自分では何もできないのに、心配ばかり増えて……」

安易な慰めはできないし、もちろん状況を改善することもできず、私はただ聞き役に徹して、ため息をつくばかりでした。

Bさん(79歳・女性)は、極端に悲観的な性格で、生まれてこの方、大笑いなど一度もしたことがないという感じの人です。身体は元気で、特に不幸というわけでもないのに、デイケアでもよく「なんでわたしだけ、こんなつらい目に遭わんといかんのやろ」とぼやいていました。

咳が続くというので、胸部のX線検査をすると、結果を聞くのが怖いと言って、診察室に下りてきません。デイケアルームに行くと、私の顔を見るなり、「どうせ悪いんでしょう。もうアカンのでしょう」と、覚悟を決めたような顔で言います。

X線写真に異常はなかったので、「大丈夫でしたよ」と言うと、「ほんとに？　ほんとうは悪いのに隠してるのとちがう」と、疑わしそうな目を向けます。なぜ、私が嘘の説明をしなければならないのか。私は診察室からX線写真を持ってきて、窓にかざし、「ほら、どこにも影はありませんよ。肺はきれいです」と証拠を見せました。Bさんは見てもわからないだろうに、ためつすがめつしてこうつぶやきました。

「けどなあ、肺がきれいでもほかがなあ。ほかに悪いところがあるんとちがう？」

咳が問題なのだから、肺さえよければ喜べばいいのに、すぐまた別の心配をしはじめるのです。

幸い、そのとき同時にした血液検査も心電図の検査も異常はなかったので、「大丈夫。頭のてっぺんから足の先まで、どこにも悪いところはありません」と、太鼓判を押すように言いました。これで安心するかと思いきや、Bさんは私をチラと横目で見上げて、こう言ったのです。

「今がようても、先がなあ。明日はどうなるかわからんし」

ここまでネガティブ思考を続けられるのは、逆にすごいと感心しました。物事を悪いほうに考えることにかけては、まったく余人の追随を許さない。本人も不愉快そうでしたが、実はそういう考え方が好きなのかもしれません。

排泄、この悩ましい必然

高齢者の世界で悩ましいのが、排泄の問題です。

若い世代ではごくふつうに行われる排泄が、高齢者では簡単には遂行できません。排泄行為は、まず尿意、便意を感じるところからはじまります。高齢者は膀胱や直腸の感覚が鈍っているので、これが感じにくくなるのです。

若い世代で尿や便が溜まっていてももれないのは、膀胱と肛門に括約筋という出口を締める筋肉があるからです。高齢者ではこれが緩みます。溜まっているのにそれを感じず、出口が緩めばもれるのは自然の理です。

高齢者医療に携わるようになって、はじめて知ったことですが、高齢者の便は異様に臭いです。直腸指診や摘便のときなど、わずかでも鼻で息を吸うと、患者さんには申し訳ないですが、思わず空《から》えずきしそうになります。

おむつへの排便はいいとして、困るのがときならぬ排便で、デイケアでよくあったのが、入浴中です。なんかにおうなと思うと、シャワーチェアの下に盛り上げていたり、湯船でなごんでいるなと見ていると、背中あたりにプカプカ浮いていたりします。当然、入浴は中止して、窓を開けて大掃除をしたあと、湯を張り替えます。

認知症になると、便が臭いという感覚がなくなり、便は汚いものという認識が消えることがあるので、粘土のように捏《こ》ねたり、ポケットにしまいこんだりします。いわゆる「弄便《ろうべん》」で、認知症介護の最難関とも言われます。

認知症でなくても、便の問題は大きく心にのしかかります。

M′さん（78歳・男性）は、便秘でずいぶん悩んでいました。

「これまで四日にいっぺんしか大便が出なくて、少ないと思っていたら、最近は五日でも六日でも出ない。小学校で大便は毎日出ないといけないと習ったから、五日も出ないのは異常でしょう。このままでは腸が破裂せんかと思うと、心配でたまらんのです。下から出んかぎりは、上からも入れたらいかんと思い、ここしばらくはまともに食っとらんのです。浣腸もやったが、柔らかい汁のようなもんが出るだけで、とても便とはいえない。以前は漢方の下剤で出とったんですが、このごろは出ない。どうなっとるんですか」

外来診察室で延々と訴えるので、私が薬の効き方は状況によって変わること、浣腸しても出ないのは直腸まで便が下りていないから、口から食べないとよけいに便は出ないこと、大便は毎日出なくてもいいし、五日出なくても、腹痛や吐き気がなければ問題ないことなどを、逐一、説明しました。

「そうですか」と一応は納得してくれますが、すぐまた便秘の話にもどります。

「便秘の苦しみはだれにもわかってもらえません。夜中でも七転八倒して苦しむのです。それでわめき散らすと家族が怒る。便所にこもって、死ぬ気できばって、ようやく五日目に少し出るだけです。つらくて頭がおかしくなりそうです。そうかと思えば、たまに散歩の途中で急に出たくなる。家まで我慢できずにパンツとズボンを汚して、また家族に怒られる」

問題は便だけでなく、尿にも悩まされているようで、「ションベンも出そうになったら待ったなしで、便所までとても我慢できない。それでイチモツの先をぎゅうっと握るんですが、それでも出てしまう。だから日中は紙パンツをはかされてます。夜はしびんを使わされるんですが、イチモツがうまく入らんでこぼしてしまう。それでまた家内に文句を言われる。腹が立つけど、仕方がない。もう死んだほうがましです」と、身悶《みもだ》えします。

「夜はおむつにしたらどうですか」と勧めると、「いや、それだけはぜったいにイヤです。そこまでして生きたくはない」と、憤然と拒否します。

「先生。やっぱり年には勝てませんか。気だけは走っとるのやけど、どうしても身体がついてこん。家内や息子はいつまで生きるつもりやと言うが、私は私で計略を練ってるんです。まだまだ捨てたもんやないですからな」

そう言ってM′さんは不敵な笑いを浮かべましたが、便の悩みは尽きないようでした。

第二章　手強い認知症高齢者たち

「老人性痴呆」から「認知症」へ

私が老人デイケアのクリニックに勤めていたころは、認知症の代わりに「老人性痴呆」という診断名が使われていました。しかし、「痴呆」という言葉は適切でないということで、二〇〇四年に厚生労働省によって「認知症」に改訂されました。日本人お得意の穏当な言葉への言い換えです。「痴呆」という言葉が、人をバカにしているイメージを与えるからでしょう。

余談ながら、「統合失調症」も以前は「精神分裂病」と言われていましたが、「精神」が「分裂」しているでは人格否定的だということで、変更されました。しかし、「統合」が「失調」しているでも、人格否定的と感じる人がいるのではないでしょうか。

さらに余談ながら、今、文筆の世界では、「〜屋」は見下げていると見られて、校正者にチェックを入れられます。ですから、魚屋は鮮魚店、八百屋は青果店、散髪屋は理髪店、薬屋は薬局などと書かなければなりません。

こういう言い換えは、当事者への思いやりでもありますが、実態を見えにくくする側面もあるので、私はあまり好きではありません。「認知症」という言葉にしても、本来は「認知障害」と呼ぶべきところ、症状名にこの言葉があるためやむなく「認知症」になったのですが、使われだした当初はずいぶん意味不明な感じがしました（今は定着していますが）。

しかし、この言い換えは、思いがけない効果がありました。

それまでは、親の状態を心配して診察に付き添ってきた息子さんや娘さんに、知能評価スケールの結果を見せて、「老人性痴呆の可能性があります」と告げると、「そんなはずはありません。父（母）はお金の計算もできるし、電話番号も誕生日も覚えていますよ」などと、ムキになって反論されることがままありました。「まだらボケ」（この言葉も不穏当ですが）の場合など、家族は調子のよいときを基準にするので、スケールの結果は単に調子が悪かっただけと思うのでしょう。また、自分の親が「痴呆」であると認めることにも強い抵抗があったようです。しかし、認知症に替わってからは、「認知症の疑いがあります」と言うと、「じゃあ、どうすればいいですか」と、素直に受け入れてくれるようになったのです。言葉があいまいになった分、忌避感が薄れたのでしょう（ただし、今は「認知症」という言葉が定着した分、また忌避感が増大しているかもしれません）。

お笑い〝認知症判定スケール〟

認知症の診断には、本人や家族への問診、CTスキャンやMRIなどの画像診断のほかに、認知機能を調べるテストを行います。私が使っていたのは、「長谷川式認知症スケール（改訂長谷川式簡易知能評価＝HDS－R）」でした。

これは年齢を聞いたり、短期記憶や想起能力を調べたりするもので、30点満点で、20点以下が認知症の可能性ありと判定されます。

診察時、高齢者にこのテストをするのは、けっこう楽しみでした。認知症の高齢者はときに思いもかけない迷回答をするので、まるで落語の「代書屋」を聴いているような気になるからです。

たとえば、設問3の「私たちがいまいるところはどこですか？」と聞くと、ある高齢者はなぜそんなことを聞くのかと首を傾げて、「ここですけど」と答えました。

設問6の「私がこれから言う数字を逆から言ってください」には、「なんでそんなことせないかんの」と不愉快そうに言います。

設問8で「これから5つの品物を見せます。それを隠しますので」と言いかけると、

改訂長谷川式簡易知能評価（HDS-R）

1	お歳はいくつですか？（2年までの誤差は正解）		0 1
2	今日は何年何月何日ですか？　何曜日ですか？ （年月日、曜日が正解でそれぞれ1点ずつ）	年 月 日 曜日	0 1 0 1 0 1 0 1
3	私たちがいまいるところはどこですか？ （自発的にでれば2点、5秒おいて家ですか？病院ですか？ 施設ですか？のなかから正しい選択をすれば1点）		0 1 2
4	これから言う3つの言葉を言ってみてください。 あとでまた聞きますのでよく覚えておいてください。 （以下の系列のいずれか1つで、採用した系列に○印をつけておく） 1：a）桜　b）猫　c）電車、　2：a）梅　b）犬　c）自動車		0 1 0 1 0 1
5	100から7を順番に引いてください。 （100−7は？、それからまた7を引くと？と質問する。 最初の答えが不正解の場合、打ち切る）	(93) (86)	0 1 0 1
6	私がこれから言う数字を逆から言ってください。 （6−8−2、3−5−2−9を逆に言ってもらう、 3桁逆唱に失敗したら、打ち切る）	2-8-6 9-2-5-3	0 1 0 1
7	先ほど覚えてもらった言葉をもう一度言ってみてください。 （自発的に回答があれば各2点、もし回答がない場合以下のヒントを与え正解であれば1点） a）植物　b）動物　c）乗り物		a：0 1 2 b：0 1 2 c：0 1 2
8	これから5つの品物を見せます。 それを隠しますのでなにがあったか言ってください。 （時計、鍵、タバコ、ペン、硬貨など必ず相互に無関係なもの）		0 1 2 3 4 5
9	知っている野菜の名前をできるだけ多く言ってください。（答えた野菜の名前を右欄に記入する。途中で詰まり、約10秒間待っても出ない場合にはそこで打ち切る） 0〜5=0点、6=1点、7=2点、8=3点、9=4点、10=5点		0 1 2 3 4 5
		合計得点	

30点満点中20点以下は認知症の疑いあり。

（出典：加藤伸司ほか：老年精神医学雑誌 1991; 2: 1339. より http://mol.medicalonline.jp/library/journal/download?GoodsID=aj2rsizd/1991/000211/009&name=1339-1347j&UserID=133.1.67.184）

「まあ、隠すやなんて、根性の悪い」と非難します。

隠す品物を確認するため、百円玉を見せて、「これは何ですか」と聞くと、「十銭玉」と答えたり、設問9で「知っている野菜の名前をできるだけ多く言ってください」と言うと、「野菜ですか。野菜は……たくさん食べるようにしてます」とか、「野菜は、にんじん、ほうれん草、おひたし、卵とじ」と、途中から料理に変わったりしました。

ある高齢女性は、設問8までほとんど答えられず、これはかなり重度の認知症だなと思っていたら、最後の設問9で野菜の名前を訊ねると、「ジャガイモ、サツマイモ、里芋、小芋、長芋」と芋だけで五つも言い、「もっとほかのものを」と促すと、十個で止まらないので唖然としたこともありました。それで付き添っていた家族に聞くと、家が八百屋、もとい青果店だったのです。

認知症診断のあいまいさ

クリニックでは画像診断ができなかったので、主にこのHDS－Rで認知症か否かを診断して、デイケアに受け入れていましたが、この判定は実にあいまいなものでした。

まず、高齢者のもともとの性格によって点数が大きく異なります。緊張しやすい人はウロがきて（あわてて・うろたえて）、ふだんなら簡単に答えられそうな問いにもつまずきます。せっかちな人や、人の話をよく聞かない人、どうせダメと投げやりになる人なども、実際より点数が低く出ます。

質問の仕方によっても正答率は異なり、考える時間の十秒を、何も言わずに待つ場合、十秒だと告げて待つ場合、十秒だと告げてストップウォッチで計る場合では、焦る度合いがまるでちがい、ストップウォッチを使うとそちらに気が行って、とたんに正答率が落ちます。

私は老人デイケアに来ている認知症の患者さんに、半年ごとにこのテストを繰り返し、認知症の進行がないかどうか調べましたが、半年後のテストで初診時より6点も点数がアップした人がいました。これがデイケアの効果なら嬉しいのですが、もちろんそんなことはあり得ず、点数向上の理由は、単に私に慣れたということでしょう。最初は初対面で緊張していたのが、半年間、デイケアルームで顔を合わせ、言葉を交わすうちにリラックスしたということです。

逆にＨＤＳ－Ｒで高得点なのに、明らかに認知症という人もいました。Y′さん（76

歳・男性）は、26点で認知症の診断基準には合いませんでしたが、付き添いの家族に聞くと、夜中に台所の砂糖を全部なめたり、便が出ないと言うので浣腸を渡すと薬とまちがえて飲んでしまったり、セーターの上に下着のシャツを着たりするとのことでした。それらから判断すると、認知症の可能性が高いのですが、ＨＤＳ－Ｒの結果では認知症と診断できないので、デイケアの受け入れをどうしようか迷いました。カルテに嘘は書けませんから、「認知症（疑）」ということにして受け入れました。

認知症の種類と特徴

認知症の種類は、今のところ「アルツハイマー型」「レビー小体型」「前頭側頭型《ぜんとうそくとうがた》」「脳血管性」に分けられ、混合型も見られます。今のところというのは、これからまた新たな発見や変更の可能性があるからです。

・アルツハイマー型は、アミロイドβやタウというタンパク質が脳内に溜まって、神経細胞を破壊することによって起こるとされています。もの忘れや見当識障害《けんとうしきしょうがい》（今がいつで、ここがどこで、相手がだれか等がわからない）が特徴です。もっとも多い認知症で、全体の約六〇パーセントを占めます。

・レビー小体型は、脳の神経細胞内にできる特殊な封入体（レビー小体）によって、神経細胞が死滅することによって起こる認知症で、実際にはいない人などが見える幻視や、過去にもどるような妄想、動きがぎこちなくなるパーキンソン病のような症状が特徴です。アルツハイマー型は女性に多いですが、レビー小体型は男性に多いとされます。

・前頭側頭型は、「ピック病」とも呼ばれ、理性や理解力を司る前頭葉と、言語や聴覚を受け持つ側頭葉が萎縮することによって発症します。特徴は自発性の低下、行動異常（大声を出したり、ものを壊すなど）、性格変化などで、最終的には人格崩壊に近づく厄介な認知症です。

・脳血管性の認知症は、脳梗塞や脳出血など、脳血管の障害によって二次的に発生するもので、もとの脳血管障害による四肢の麻痺を伴うのが特徴です。主な症状はもの忘れや判断力の低下です。感情のコントロールができなくなって、突然、泣きだしたり怒りだしたりする「感情失禁」という症状が見られることもあります。

以上が現在、一般に認められている四大認知症ですが、説明からもわかる通り、患者さんがどのタイプの認知症であるかは、最終的には死後、脳を解剖してからでないと確認することはできません。生前は症状から推定する以外にないのですが、正しい診断ができないと治療に支障を来すのではと、危惧する向きもあるかもしれませんが、心配ご無用。どのタイプの認知症であっても、現在のところ治療内容にさほどの差はありませんから。

〝多幸型〟と〝不機嫌型〟

認知症にもいろいろなタイプがあって、まわりの状況がわからなくても、いつもニコニコして機嫌のいい〝多幸型〟や、逆にイライラして怒鳴ったり、ときには暴力を振るったりする〝不機嫌型〟があります。傾向として、前者はアルツハイマー型の認知症に多く、後者は脳血管性の認知症に多いと言われます。同じ認知症になるなら〝多幸型〟を望む人も多いでしょうが、どのタイプになるかは自分で選べないのがつらいところです。

ほかに私の見たところ、この二種類以外にもさまざまなタイプがありました。

便の苦しみのところで紹介したM′さんは、いつもデイケアから早く帰りたがり、早便の送迎バスで送ってくれと要求します。できるだけ希望に添うようにするのですが、ときには遅便になることもあります。すると激怒するのです。

「なんでワシばっかりいつも遅便で帰らせるんや。差別するのか」

私が「昨日もその前も早便だったじゃないですか」と宥めると、「いいや。いつも遅便や。もう我慢できん。ワシはひとりで帰る」と怒りのボルテージを上げ、頭から湯気が出んばかりになります。いわば〝激怒型認知症〟です。

仕方がないので、息子さんに連絡して迎えに来てもらうのですが、M′さんの怒りは収まらず、「ワシには仕事があるんや。そこらの隠居老人とはちがうんじゃ。もうこんなとこ、二度と来るか」と捨て台詞を吐いて帰ります。しかし、翌週には何事もなかったかのようにまた参加してくるのです。

このM′さんの奥さんがクリニックに来て、夫を施設に入れたいと相談してきました。もう家で面倒を見られないというのです。まだ施設は少し早いのではと思い、家でのようすを聞くと、トイレが間に合わず、寝室や廊下にオシッコをもらすのだといいます。先にも書いた切迫性尿失禁で、これには少々同情しました。排尿は一日何回もあり、そのたびにペニスをぎゅうっと握ってトイレに走らなければならないのは、どれほどの苦行でしょう。自分がそうなったときのことを思うと、思わずため息が出てしまいます。これも自然な老化現象のひとつですから、だれがなるかはわからず、もちろん本人が悪いわけではありません。

それでも奥さんは我慢できないようで、投げやりな口調で言いました。

「あの人のわがままには、これまでさんざん苦労のかけられ通しやったんです。わたしはもうやるだけのことはやりました。そやから、もういつ死んでもろても悔いはないんです」

M′さんはいつも髪も梳《と》かさず、フケを浮かせ、目ヤニもこびりつかせたままデイケアに来ます。家族がかまってくれていないのがまるわかりです。しかし、本人はこう言うのです。

「ワシがおらんと家族が困るんや」

威張って怒鳴ってわがままを通してきた男の末路を見るようで、私も自戒の念を強めました。

〝怒り型〟には困惑

Uさん（84歳・男性）も正真正銘の〝怒り型認知症〟でした。ほんの些細な一言にも怒りだすので困ります。

帰りの送迎バスを待っているとき、ある高齢女性が帰り支度をはじめたUさんに、「まだ早いよ」と言ったのです。それが気に障ったらしく、「生意気なことを抜かすな」と怒鳴りました。相手の高齢女性も気が強く、ひるむどころか、「アンタに言うてるのとちがう」と言い返し、プイと横を向きました。するとUさんは「何を」と拳を振り上げ、彼女に殴りかかったのです。職員が慌てて止めに入って事なきを得ましたが、Uさんは駆けつけた私に顔を真っ赤にしてこう弁解しました。

「私は曲がったことが大嫌いですねん。長いこと兵庫区（神戸市）に住んでおって、おかげで自治会長もさせてもらいました。私は高等小学校でも一番やったし、軍隊でも准尉でした。人に負けるのが嫌いですねん。そやから何でも一生懸命やって、悪いことは何もしてません。それを人を悪者にするようなことを言うから、腹が立つんです」

筋が通っているのかいないのか判然としませんが、とにかく聞き役に徹します。そのうち興奮が収まってくると、怒鳴ってしまったことを恥じるのか、視線を落としてポツリと言いました。

「自分でもなんでこうなるのか、わからんのです。みなさんと仲よくやろうと思うんですが、考えれば考えるほどわからんようになるんです」

Uさんは正常な判断が〝まだら〟になることが多い脳血管性の認知症だったので、ふと我に返るのでしょう。そのときの落ち込みようには、老いの悲哀が感じられました。

しかし、〝持続激怒型〟のR′さん（94歳・男性）になると、もはやペーソスなど漂う余地もなく、職員は危険防止に翻弄されます。とにかくいつも怒っているので、怒っている理由がわからず、宥めようもありません。着席していても目の前に何か（コップや名札や箸など）あると、だれかれなしに投げつけます。ちょっと油断すると、花瓶の水を飲んだり、ティッシュを食べたり、濡れたおむつに手を突っ込んだりもします。やめさせようとすると、「ワシの勝手やろ」と、身体をブルブル震わせて怒るのです。

〝泣き型〟〝情緒不安定型〟にも困惑

わけもわからず怒るのも困りますが、あり得ない理由で泣かれるのも困ります。

Aさん（79歳・女性）は〝持続泣き型〟で、デイケアに来ている間もずっと泣いていました。

「もう帰らせてください。子どもが心配です。幼稚園に迎えに行かんといかんのです」

「いろいろお世話になりました。もうお別れです。つらいですけど、どうしても行かんならんのです」

「落ち葉がなぜ木から落ちるのか、わたしにはわかりません。あんまりかわいそうです。植木屋さん、なんとかしてください」

か細い声でそんな繰り言を続け、涙を流していました。職員がその場を離れると、フラフラと立ち上がって帰ろうとします。足も頼りないし、目も涙でかすんでいるのでいつ転倒するかもしれず、調子の悪いときは一日中、職員が横についていなければなりませんでした。

A′さん（78歳・女性）は〝情緒不安定型〟で、朗らかに笑っていたかと思うと、突然、テーブルに突っ伏してワーワー泣きはじめます。宥めようもないほどの号泣で、別の部屋へ行きましょうと促しても応じません。

「もうこんなとこにはおれん。泥棒やなんて言われて、だれがおれるもんか」

興奮して自分の鞄を床に投げ捨てます。

「息子が北海道から帰ってきて、怒るから怖い」

「どうせわたしは貧乏人の子や。ここらはええし（上流階級）の子ばっかりが来るとこやから、わたしらは来られへん」

そんなことはない、だれも泥棒だなんて思っていないと宥めても、聞く耳を持ちません。どうやら幼少時のつらい記憶が未だに彼女を苦しめているようでした。

ほかにもある七十四歳の男性は、恒例の誕生日会で花束を受け取ったとたん、顔をクシャクシャにして泣きだしました。みんなが拍手をすると「おぉーっ」と声をあげて号泣し、花束を持ったままその場に泣き崩れてしまいました。誕生日祝いなど何十年もしてもらっていなかったので、感激したようです。

別の八十一歳の女性は、歌合戦のプログラムで「花」が歌われると、何を思い出したのか、急に顔を覆って泣きだしました。

朝のプログラムで、職員が「これまでいちばん楽しかったことは何ですか」とみんなに聞くと、夫が戦死したこと、空襲で家が焼けたこと、栄養失調で子どもを死なせたことなど、逆の話題ばかりで、そこここで涙があふれたこともあります。

〝笑い型〟は楽しい

ある八十歳の男性は明るい認知症で、プログラムで歌うときには率先して大きな声を出してくれるし、職員の軽い冗談にも大笑いしてくれます。足は弱っていて、歩くのはままなりませんが、席に着いているときはいつも元気で、誕生日会のときなども率先して盛り上げてくれます。職員に用事があるときには、「幹事さん！」と大きな声で呼びつけ、まるで宴会気分です。

因みにデイケアの職員は、看護師であれ介護士であれ、利用者からは「ネエちゃん」「先生」「店員さん」などと呼ばれていました。

デイケアの利用者ではありませんが、私の父も〝笑い型〟の認知症でした。

もともとサービス精神の旺盛な父だったので、寝たきりの認知症になってからも大いに周囲を笑わせてくれました。たとえば、ベッドの横を空けて寝ているので、「どうしたの」と聞くと、「今、マッカーサーがあの世から降りてきて、ここに寝てるんや」と言います。

「でも、言葉は通じるの」と聞くと、「ギリシャ語やから大丈夫や」と、英語より通じにくそうなことを言い、自分でも「アハハハ」と笑うのです。

ほかにも嫌いな政治家がテレビに映ると、テレビに念力をかけると称して、「〇〇、消えろ！」と、テレビに向けて指を突きつけます。テレビの画面は変わりますから、その政治家が映らなくなると、「ほら、消えた」とご満悦でした。

父はレビー小体型でしたが、先にも書いた通り〝多幸型〟が多いのはアルツハイマー型で、周囲のことはわからなくても、いつもニコニコして機嫌よくすごしていることが多いようです。

奄美大島出身でアルツハイマー型の認知症のFさん（81歳・女性）は、デイケアのアイドル高齢者のひとりで、認知症は重度でしたが、何がそんなに嬉しいのかと思うほど、常に笑顔を絶やさない人でした。まったくしゃべれないので、会話は成り立ちませんが、目が合うとしばらく見つめたあと、「プッ」と吹き出して、目を逸らします。それがまるではにかみ屋の少女のようなかわいらしさなのです。だから、職員の間でも人気があって、食事やトイレ誘導などは手がかかりますが、みんな喜んで介助していました。


困る〝意地悪型〟


ところが、そんなFさんを目の敵にする〝意地悪型〟の高齢女性たちがいるのです。

HDS－Rでは認知症の範囲でしたが、弁が立ち、身体も元気でした。その高齢女性が二人がかりでFさんをからかいます。

「なんぞ、もの言うてみ」

「あーて言うてみ」

Fさんが答えずにいると、「アカンわ」「わからへんのやわ」と蔑み、次に「ほんなら口、開けてみ」と命じます。Fさんがバカにするなというような顔で、パカッと口を開けると、「口は開けられるらしいで」「ほんならハイて言うてみ」と、さらにいたぶります。

職員が気づいて、「ここにはいろんな人がいるからね。無理なことは言わないでね」と割って入ると、一人が「いいや。この人はしゃべれるんやで。とぼけてるだけや」と反論します。

その女性は健脚でしっかり歩けますが、車椅子の人に、「はじめから車椅子に頼ってたら、歩けんで当たり前や」と言ったり、脊髄損傷で歩けない人に、「アンタは自分で歩こうという気がない」と決めつけたりもしていました。理学療法士が、「この人は神経の障害で歩けないんですよ」と説明しても、「いいや。この人はやる気がない」と攻撃の手を緩めません。言われたほうは、悔し涙に顔を歪《ゆが》めるばかりです。

別の〝意地悪型〟の女性は、顔面神経が麻痺している女性に向かって、「ああ、いやらし」と言ったり、自分も歩行困難で杖をついているくせに、足の遅い利用者に、「早よ歩かんかいな。遅いことやったら牛でもするで」と、杖で相手を急《せ》かしたりします。危ないので、私が「ゆっくりでいいですよ」とかばうと、その女性は「先生。このバアちゃん、歩くのは遅いけど、口は達者ですよ」と告げ口をしました。それはアンタだろと思いながら、ニッコリ笑っておきました。

最後に変わったところでは、〝インテリ認知症〟という人もいました。形容矛盾のようですが、むずかしいことをいろいろ知っているのです。

Wさん（80歳・女性）は、「教育勅語」と「五箇条の御誓文」をすべて暗記していました。試しに聞いてみると、「朕おもうに我が皇祖皇宗国をはじむること宏遠に徳をたつること深厚なり……」「一、広く会議を興し、万機公論に決すべし。一、上下心を一にして、盛んに経綸を行うべし……」と、スラスラ暗唱してみせました。

「すごいですね。それだけ覚えていれば、脳の老化現象は心配ありませんね」と感心すると、「いいえ。むかしのことは覚えてますけど、昨日のことも忘れますもの。もう立派にボケてますわ」と謙遜しました。

「大丈夫。ほんとうにボケている人は、自分でボケているとは言いませんから」

うっかり言ったのが失敗で、その後、Wさんは私と顔を合わせる度に、「わたしはボケてますから」と繰り返すようになりました。「ボケている」と言えば、ボケていない証《あかし》になると思い込んだようでした。

高齢者の「徘徊」は徘徊にあらず?

認知症高齢者の介護で大変なことのひとつに徘徊があります。

老人デイケアでもウロウロと歩きまわる利用者には困りました。骨粗鬆症で骨が弱くなっている高齢者は、転倒すると簡単に大腿骨の頸部（脚の付け根の骨がくびれている部分）を骨折するので、安全確保のために職員が付ききりにならなくてはならないのです。

高齢者の転倒は、段差やつまずきやすいものがあるところだけで起こるのではなく、ほとんど何もないところでも起こります。畳の縁や絨毯《じゅうたん》の継ぎ目は特に要注意。まったく平坦なところでも、つま先が上がらず、自分でつまずいて転倒します。

昨今、バリアフリーが推奨されて久しいですが、そのためのスロープなどは特に危険です。目印に床面の色を変えるなどしなければ、傾斜がわからず、却って転倒する危険性が高まるからです。

むしろ段差があったり、急な階段のほうが、「ここは危ない」と緊張して一歩ずつ注意しながら歩く分、安全だったりします。

知人の釈徹宗《しゃくてっしゅう》さん（浄土真宗本願寺派如来寺《にょらいじ》住職、相愛《そうあい》大学学長）が運営するグループホーム「むつみ庵」では、民家を利用した施設のため、二階への階段が恐ろしいほど急で、私も見学させてもらったとき、息を詰めて上り下りしたほどでした。ところが、これまで入居者の事故はゼロとのこと（一件あった転落事故は、急いで下りようとした職員）。この階段を使うときは、入居者のみなさんが命がけで上り下りに集中するので、却って安全なようでした。

認知症の高齢者が歩きまわることを、「徘徊」というのは不適切という意見もあります。「徘徊」とは「目的もなく歩きまわること」であるのに対し、認知症の高齢者は、それぞれ歩きまわる目的があるからです。外から見て、「徘徊」しているようでも、本人は家に帰りたいとか、帰るための目印をさがすとか、だれかに会うなど、自分なりの目的を持っているのです（ですが、ここではほかに適切な表現が見つからないので、引き続き「徘徊」を使用します）。

デイケアでも徘徊の症状のある高齢者は、何かともっともらしい理由をつけて帰りたがります。

「勝手して申し訳ないですが、家に用事がありますもので」

「今日は会社に行かんならんので」

「主人が呼んでますので」等々。

先に風船渡しのゲームで「死んでしまう」と取り乱した女性の言い分は、シュールでした。曰く「なんや家が燃えてるらしい」「嫁が病気で死にかけてる」「亭主がヤクザに殺されて、葬式を出さんといかんから」

驚いて「ほんとうですか」と聞くと、「そうや。亭主は首を刺されて死んだんや。かわいそうに」とうなだれます。

彼女を引き留めるのに、仲のいいY″さん（84歳・女性）に宥めてもらうのが有効なので、お願いすると、Y″さんが横に座って、「まだ時間が早いから、帰ったらいかんのよ」と言い含めてくれます。しかし、相手は納得せず、「わたしはもう帰りたいんや。

アンタはここにおりたいんか」と聞きます。すると、Y″さんは、「いいや。わたしもおりとうないよ。けど、帰ったら先生が困るんや」と、私の目の前で言いました。なんだか私のために我慢してもらっているようで、申し訳ない気になりました。

徘徊高齢者はまるで風

徘徊の症状のある高齢者の危険は、転倒ばかりではありません。行方不明もあります。

帰りのバスに利用者を誘導するとき、ロビーで順番を待ってもらいますが、「ここで待っててね」と大声で言い、「座っててよ。動いたらだめですよ」と念を押し、相手も「ハイ、ハイ」としっかりうなずくのに、右を見て左を見るともうどこかに消えています。

目の届かないところに行かれると危ないので、職員たちは緊急配備で行方不明者をさがさなければなりません。ようやく見つけると、「オシッコに行きたくなったから」「鞄を忘れたから」「友だちのようすを見に行ったから」と、それぞれに理由を言うのですが、だったらさっきの「ハイ、ハイ」は何よと泣きたくなります。

Hさん（82歳）は小柄な女性で、背筋もしゃんと伸び、表情もまともなので、一見ふつうに見えますが、HDS－Rの点数はゴルフでいうローシングル（つまり5点以下）で、認知症としては重度でした。ですが、脚だけは若者以上に元気なのです。

このHさんが本格的に行方不明になったことがありました。昼休みに職員が診察室に駆け込んできて、「Hさんがいません」と青い顔で言いました。昼食後に時代劇のビデオを流して、利用者さんの椅子をビデオの前に並べて見せていて、Hさんもはじめはその中にいたそうです。ところがいつの間にか消えていたので、デイケアルーム内をさがしたけれど、見当たらないので部屋の外に出た可能性が高いといいます。しかし、部屋の扉の前では看護師が座っていますし、扉には開け閉めのときに鳴るよう鈴が取り付けてあります。この鈴はこれまでもプチ行方不明を繰り返していたHさんが部屋から出ていったらわかるように取り付けたものです。

「看護師は部屋を出たのに気づかなかったの」

「気づきません」

「扉を開けたとき鈴は鳴らなかった」

「鳴ってません」

「だったらデイケアルームにいるんじゃないの」

悪い予感が走りました。部屋から出ずに行方不明ということは、掃除道具を入れた引き戸に入り込んで出られなくなったか、あるいはベランダに出て転落したのではないか。しかし、職員は「もちろんどちらも見ました」と言います。

それならやはりデイケアルームを抜け出したのか。しかし、二階のほかの部屋も一階の診察室、受付ロビー、薬局、リハビリルームのどこをさがしても、Hさんはいませんでした。

しばらくすると、玄関の自動扉が開いて、万一の可能性を考え、クリニックの外へさがしに出た看護師が「Hさん、いました!」と、本人の手を引いて入ってきました。

やれやれでしたが、聞くとHさんはクリニックを出たあと、坂道を下って、下のバス停近くまで行っていたそうです。完全に行方不明になる一歩手前での発見で、転倒や交通事故の可能性を考えると背筋がゾッとしました。

それにしても、Hさんがクリニックの外に出るには、デイケアルームの看護師の前を通り、重い扉を開け(あまりにそうっと開けたので、鈴は鳴らなかったようです)、階段で一階に下り、受付ロビーを抜け、玄関の自動扉を通過しなければならないのに、その間、だれにも気づかれず通り過ぎたのです。

「まるで風ですね」

看護師長がほっとしながらも、あきれたようにつぶやきました。

行方不明者発見の美談のその後

認知症の高齢者で、徘徊などにより行方不明になる人は、最近では一万七千人を超えているそうです。そのうちほとんどの人が一週間以内に見つかりますが、行方不明になったまま死亡して発見される人も、年間、五百人前後で推移しています。

認知症になると、帰り道がわからなくなるだけでなく、後もどりができなくなる人もいて、気の毒な例では塀の隙間に挟まって、奥の行き止まりで発見された人もいました。

また、自分のいる場所の危険性が理解できず、電車にはねられて死亡したあと、遺族に高額の賠償金が請求されて、社会問題になったこともあります。このケースでは事故は飛び込み自殺と同様に扱われ、一審では保護責任者である妻と息子さんに、計七百二十万円の賠償金を鉄道会社に支払うよう命じられました。この判決に世間は騒然となり、徘徊する認知症の高齢者を抱える家族からは、「もう一歩も外へは出せない」「鎖につなぐしかない」等、悲愴な反応が見られました。最終的には最高裁で賠償責任なしとの判決が出て、介護者側は安堵したようですが、鉄道会社にすれば今後のことも考え、単なる不運ではすまなかったでしょう。

見つかりもせず、亡くなりもしない認知症の高齢者は、身元不明者として施設で保護されます。

あるテレビ番組で、認知症高齢者の行方不明のドキュメンタリーが放映され、施設で保護されている高齢者が、その番組を見た家族からの連絡で身元がわかったことがありました。男性は五年以上行方がわからず、家族が心配していたのですが、たまたま家族が番組を見ていて、身元が確認されたのです。

すぐに家族が迎えに行き、感動の再会を果たしたことが伝えられました。重度の認知症である男性は、さほどの反応を示さなかったようですが、家族は涙を流さんばかりに喜んだそうです。

だれが見てもよかったと思うでしょう。しかし、現場を知る私としては、簡単には喜べません。再会はたしかに感動的ですが、そのあとがあるからです。

まず気になるのは、五年間にかかった施設の費用です。どれだけ請求されるかわかりませんが、民間の施設であれば、経費は簡単に無視できないでしょう。

家族にとって、五年間心配し続けた身内が見つかったときの喜びはひとしおでしょうが、その日から重い介護がはじまります。はじめはいいでしょうが、二年、三年と続くと疲れてきます。介護費用、介護疲れで、虐待に近いことがないとも言えません。

行方不明だった本人にしても、それまで専門の施設でプロに介護されていたのが、家族の介護になると、快適さが減じるのではないでしょうか。

テレビはそこまで追って放映しませんから、視聴者は「よかったな」で終わりますが、当事者の現実は決してそこで終わらないのです。

認知症高齢者に論破される

先に紹介した〝怒り型認知症〟のUさんは、強度の徘徊高齢者でもありました。プログラムの途中でも、ちょっと退屈すると、帽子をかぶり、荷物をまとめだします。

「どちらへ行かれます」と聞くと、「それを聞かれるとつらい。今日は黙って行かせてください」などと、最初はしおらしいのですが、無理に止めるとすぐに怒りのボルテージを上げてきます。

私はUさんに無理なく納得してもらうため、玄関に先回りをして、自動扉のスイッチを切って、あらかじめ用意しておいた「故障」と書いた紙を扉に貼りました。

そこへUさんが看護師長に付き添われて下りてきました。

「すみません。自動扉が故障して開かないんです」

こう説明すると、「故障とは何事や。今朝、ここを通って入ってきたのに、開かんわけがない」と私をにらみつけます。Uさんはかなりの認知症（HDS－Rで一桁台後半）ですが、ときどき鋭いことを言うのです。

「朝は開いていたのですが、さっきから急に故障したようで」と言いながら、私が自動扉に近づき、「ほら、開かないでしょう」と開かないことを実証しました。

これで納得するかと思いきや、Uさんは足下の小さなランプが消えているのを指さして、こう言ったのです。

「スイッチが切れとるやないか。ワシは電気にかけてはアンタなんかよりよっぽど詳しいのや。こんな子どもだましが通用すると思うとるんか」

図星を指され、私は思わず動揺しました。絶句していると、さらにUさんが言い募ります。

「ワシほどの人間が、なんでアンタなんかの言うことを聞かんならんのや」

上から目線で言われ、動揺がさらに深まりました。

Uさんが「スイッチを入れろ。スイッチはどこや」と騒ぎ出したので、看護師長がUさんの自宅に連絡をするため、携帯電話をかけました。すると、Uさんは、「あっ、またワシの家に電話をして、悪いことを言うつもりやな」と、看護師長につかみかかろうとしました。以前、Uさんの徘徊がひどかったとき、電話で家族に迎えにきてもらったときのことを思い出したのでしょう。

とっさに間に入って、私はこう言いました。

「Uさんの家に電話しているのとちがいます」

「何がちがう」

「別の家にかけたのです」

「ウソをつくな」

「ウソじゃありません」

強弁すると、「今、その女がワシの家の名前を言うのを、ちゃんと聞いとんのや。ウソを言うほうが悪い」と言い返されて、万事休す。かなりの認知症のはずなのに、この理詰めの反撃はいったいどうしたことでしょう。

私が何も言えずに怒りの目でUさんをにらんでいると、「なんや、その目は」と、私の胸を小突きました。

ここぞとばかり、「暴力はやめてください」と厳しく言うと、「何が暴力や。暴力やったら負けんぞ」と鼻息を荒くしました。

「警察を呼びますよ」

「警察でも何でも呼んだらええ。柔道で投げ飛ばしたる」

私が怒りを込めてにらみつけると、Uさんもこちらをにらみ、捨て台詞のように言いました。

「ワシは兵庫区でずっと自治会長をやっとったんや。アンタなんかにとやかく言われる筋合いはない」

「むかしは自治会長だったかもしれませんが、今はちがうでしょう」

ついムキになって言い返すと、「いいや。ワシは今も自治会長や。それを知らん人はおらんはずや」と胸を張るので、私は立場も忘れ、認知症の人相手にダーティな攻撃に出てしまいました。

「それなら今日の日付を言ってください。言えないでしょう。日付もわからない人を、だれが自治会長と思うもんですか」

これで勝負あったかと思うと、Uさんはこう返してきました。

「日付くらいだれでも知っとる。アンタはそんなこともわからんのか」

「ボクは知ってますよ」

「知っとったらええやないか。それをワシに聞くのはバカにしとる証拠や」

またまた鋭い反撃で、返す言葉がありません。思わず「このボケジジイが！」と叫んでしまいそうになったところを、看護師長が「先生、落ち着いて」と止めてくれました。

「ここはわたしに任せて」と言われ、診察室にもどりましたが、興奮はしばらく収まりませんでした。

有効な徘徊抑制法

このケースでは、Uさんの徘徊を抑えるために、自動扉のスイッチを切ったのがまちがいでした。自動扉の故障という状況が、Uさんに不快感を与えたからです。扉に鍵をかけるとか、柵やロープで物理的に出られないようにするというのも同じです。

では、どうすればいいのか。

Uさんが「今日はもう帰る。家に用事がありますので」などと言って席を立ったら、職員が近づいてこう言います。

「わかりました。では送りのバスを用意しますので、ここで少しお待ちいただけますか」

デイケアルームの壁際に置いてあるベンチに誘導すると、Uさんはおとなしく座ります。

しばらくしてから、職員が「あれ、Uさん。こんなところで何をしてるんですか。さ、席にもどりましょう」と言うと、Uさんは首を傾げながらも席にもどります。待っている間に何を待っていたか忘れてしまうのです。

あるいは別のデイケアルームに連れていくこともあります。クリニックにはデイケアルームが二つあったので、部屋が変わると利用者さんの顔ぶれも変わります。職員も心得ていて、「Uさん。お待ちしていました。さあ、どうぞ」と席をしつらえると、そこに座って、わけがわからないなりにプログラムに参加します。

もちろん、こんな小手先の方法で収まらないこともあります。

「ワシは帰ると言うとるんや。こんなとこへ連れてきて、人をバカにするのか」

そうやって怒りはじめると、まずは謝ります。

「すみません。すぐに送る準備をしますから、少しお待ちください。今、バスの運転手が出払ってるんです。もどってきたらすぐにお送りします。ところで、Uさんは兵庫区の自治会長をされていたそうですね。すごいですね。大変なお仕事なんでしょう」

そうやって関心を逸らせ、ひとしきり話をさせて、帰ることを忘れたころに、「じゃあ、お部屋にもどりましょうか」と、連れもどします。

それでも帰ることに執着するときには、少々時間がかかりますが、実際に歩くことが有効になります。

「Uさん、もうお帰りですか。じゃあ、わたしが送っていきましょう」

職員が手を取ってクリニックの中をグルグルと歩きます。途中で話を聞いたり、クリニックの説明をしたり、歌を歌ったり、ひとしきり歩いて、疲れが見えはじめたら、「そろそろもどりましょうか。みなさん、心配していますよ」と声をかけると、素直にもどってくれたりします。

クリニック内でダメなときは、実際に外の道へ出ることもありました。

「今日はいい天気ですね」とか「そろそろ暖かくなってきましたね」「このお店は何を売ってるんでしょう」などと言いながら、近所を一周すると納得して、クリニックにもどってくれます。

「帰りたい」というのは徘徊の理由づけで、必ずしも家に帰りたいわけではありません（家にいても、「帰りたい」と言いますから）。なんとなく落ち着かず、その場にいたくないという気持ちが「帰りたい」になるのです。自宅で徘徊する人も、「ちょっと散歩に行ってくる」とか「人に会う」など、思いつきの理由を言いますが、それはあくまで口実なので、否定せずに肯定的に応じるほうがいいでしょう。準備がいるとか、こちらの用事を片付けたら連れていくとか、ほかの話をするなどで時間を稼ぎ、気が逸れるのを待つとか、あるいは実際に少し歩いてみるとかして、ある程度の満足感を与えると、落ち着く場合があります。

認知症にかぎらず、人は「ダメ」と言われるとやりたくなります。抑制より容認が有効なことは、「北風と太陽」のむかしからわかっていたことです。

まるで〝暴君〟

〝怒り型認知症〟で強度の徘徊高齢者でもあるUさんは、これまでも書いた通り、実に手強《てごわ》い利用者さんでした。

デイケアでは昼食の弁当は全員で「いただきます」と言ってから食べることにしています。あるとき、こんなことがありました。

Uさんが「いただきます」を言う前に、弁当のふたを開けて、箸をつけかけたのです。それを見た若い看護師が、「あ、Uさんがもう食べてる」と声をあげました。すると、Uさんの箸がピタリと止まり、その看護師をにらみつけました。

「だれも食べてませんで。だれが何を食べたか言いなさい」

たしかにUさんはまだ食べていません。食べかけただけです。看護師が言葉に詰まると、さらに追い打ちをかけます。

「こういうことははっきりしとかないかん。ワシが何を食べたというんです」

険悪な雰囲気になったので、私が割って入りました。

「たしかに何も食べていませんね。看護師は食べたと食べかけたを言いまちがえたんです」

「いや、食べたのと食べかけたのはちがうんです。それにワシは食べかけてもいない」

こうなると完全にUさんのペースで、私も説得のしようがありません。Uさんは立ち上がって看護師に詰め寄り、手を振り上げたので、看護師が「きゃー。やめてください」と悲鳴をあげました。

「何を。ワシに逆らう気か」

止めに入ると、私にも拳を振りかざします。看護師を別室に行かせると、Uさんは勝ち誇ったようにほかの利用者さんに宣言しました。

「こんな看護師はやめさせます。みなさん、よろしいですか」

「わかりました。看護師はあとできつく叱っておきます。ここはどうか私に免じて、許してください」

Uさんを宥め、食事をはじめてもらうまでには三十分以上かかりました。

また、あるときは、職員が「入浴に行きましょう」と声をかけると、「アンタはウソつきや」と怒りだしました。

「ウソじゃありませんよ。二階にお風呂があるでしょう」

「いや。アンタは今、ニューヨークに行こうと言うた。そんなところに行けるわけがない」

思わず笑うと、「人がまじめに言うとるのに、ふざけとる。度がすぎとる」とまた怒るのです。

グループリハビリで指の体操を教えた理学療法士がターゲットになったこともあります。

「この体操を覚えて帰ったら、いつでもできますよ」

そう説明すると、Uさんがむずかしい顔で手を挙げました。

「ちょっと聞くけど、いつでもていつや」

「ご飯のあとでも、テレビを見ながらでもできるでしょう」

「そういうことは先に言うてもらわな困る。はじめに説明があったら、そうかと思うてしっかり覚えるのに、黙ってさせるからわけがわからん」

これも妙に理屈が通っているので、謝るしかありません。ここで機嫌を損ねると、怒りに火が付き、怒鳴ったり暴力を振るったりするので、プログラムが中止に追い込まれたりします。ご無理ごもっともで、Uさんはまるで〝暴君〟のようにデイケアに君臨していました。

認知症介護の裏ワザ

しかし、手強い利用者さんがいると、苦労する分、介護のテクニックも進化します。問題の多いUさんでしたが、ベテランの職員が取っておきの対応策を発見しました。

〝天皇陛下への献上鯛作戦〟です。

Uさんは若いころ、県知事から頼まれて、天皇陛下に献上するために鳴門で獲れた鯛を選ぶ役をしていたらしいです。それが生涯の自慢で、その話をするといっぺんに機嫌がよくなるのです。

たとえば作業療法で折り紙のちぎり絵をするとき、Uさんが頑として参加しないと、職員がこう言います。

「Uさん。天皇陛下に献上した鯛はどんな色でした」

すると、Uさんはピンクの折り紙を取って、「これや」と教えてくれます。

「鯛はほんまは赤いのとちがうんです。すばらしい色なんです」

「これですか」と、職員が金色の折り紙を差し出すと、「それや」と喜び、「じゃあ、どうぞ使ってください」と促すと、熱心に貼りだします。

デイケアに出張理髪師が来てくれたときも、女性の利用者さんを先にしたらヘソを曲げてしまい、「女の頭になったら困る」と、自分の席から動かなくなりました。そこで「散髪屋さんに鳴門の鯛の話をしてあげたら」と勧めると、「そうやな」と腰を上げてくれました。

徘徊しそうになったときも、「献上鯛の話を聞かせてください」と頼むと、機嫌よく話してくれます。

「陛下に献上する鯛は、全部ワシが選んどったんや。天皇家とは、まあ、縁があったんやろうな」

「すごいですね。さすがはUさん」などとおだてていると、思わぬ反撃に遭いました。

「おまえら、いつも鯛の話でワシの気を引こうとするけど、その手に乗るか」

ときどき鋭い反応を見せるのがUさんのやりにくいところです。しかし、職員たちもプロ。似たような話題をあと二つ見つけ出しました。

一つは十年以上故障したことがないという腕時計で、自治会長になったとき、商店街の時計店の主人を喜ばせてやろうと思って奮発したものらしいです。

「その時計、ずっと壊れないんですか。すごいですね。五万円もしたんですか。高級品じゃないですか」

そうほめると、Uさんは照れくさそうに頰を緩め、徘徊も忘れて説明してくれます。

もう一つは馬の話で、Uさんは戦争中、軍馬の世話を担当していたそうで、馬には特別な愛着があったようです。

「馬は賢いし、かわいいんですわ。一生懸命世話をしてやると、ちゃんとそれだけのことをお返ししてくれるんです」

「軍馬って荷物とかいっぱい運ぶんでしょう」

「そやから、飼い葉をしっかり食べさせてやね、虫がつかんように毎日、身体も拭いてやるんです」

献上鯛、腕時計、軍馬。この三つの話題をローテーションで使うことで、Uさんのご機嫌をうかがう時間が大幅に短縮されました。

第三章　認知症にだけはなりたくない人へ

なりたくない病気No.1

病気はどれもイヤですが、特にこれだけはなりたくないと多くの人が思うのは、がんと認知症ではないでしょうか。がんは死ぬ危険性が高いし、認知症は自分がなくなるような恐怖がありますから忌避されるのです。ほかにも認知症はまわりに迷惑をかけるとか、何もわからなくなるとか、記憶も全部消えてしまうとかの不安もあるでしょう。

だから、「認知症にだけはなりたくない」という人は少なくありません。ですが、私は医療や介護の現場で多くの認知症の患者さんを診てきましたが、認知症になってそのことを悔やんでいる人は一人もいませんでした。認知症になりかけの人で、将来を恐れる人は何人かいましたが、認知症になりきってしまえば、不安も忌避感もまったく消えてしまいます。

すなわち、認知症に対する恐怖や不安は、認知症になっていない人の感覚ということになります。

「でも、やっぱり家族に迷惑をかけるのはイヤでしょう」と言う人もいましたが、それも認知症でない人の感覚で、認知症になってしまえば迷惑をかけていることにも気づきませんから、イヤだとか申し訳ないという気持ちも起こりません。

認知症を極度に恐れる人は、健常な目で認知症になった自分を思い浮かべるから、嫌悪の気持ちが強まるのでしょう。認知症にかぎらず、悲惨な病気の状態を見たら、だれでも同じようになりたくないと思うのは当然です。

しかし、認知症にはほかの難病などとは決定的にちがう側面があります。それは病気になったあと、病気であることを認識できないということです。わからなければ、恐れる必要も悔やむ心配もありません。

そこで思い出すのは、ダニエル・キイスの名作『アルジャーノンに花束を』です。

この小説は、先天的に知的障害のある主人公のチャーリイが、特殊な治療を受けて高度な知能を獲得する話ですが、皮肉なことに、知能が回復したことで、それまでわからなかったいじめや意地悪、軽蔑や悪意に気づき、せっかくできた恋人との関係も歪んで、孤独に陥るという悲劇を描いています。そして小説のオチとしては、治療の効果が徐々に薄れ、もとの知的障害にもどることで、チャーリイは世間の非難や自らの不如意がわからなくなり、ある種、無理解の平安に帰還するという結末です。

すなわち、知的障害も必ずしも悪くない、むしろ不自然に改善させることが悲劇を生むというブラックな内容なのですが、なんだかいい話のように世間に受け入れられているのが、私にはずっと不思議でした。

　認知症も知的障害にもどったチャーリイと同じで、認知症でない人が感じる不安や恐怖、軋轢《あつれき》や葛藤から解放されるのですから、決して悪い状況ではありません。

認知症予防で有効なものは

　認知症になりたくないと思っている人が、のどから手が出るほど知りたいと思っているのは認知症の予防法でしょう。

　あらゆる健康情報と同じく、巷に流布する認知症の予防法は玉石混淆《こんこう》で、厚労省や専門家のお墨付きがあるものもありますが、あやしげなサプリメントや民間療法、お呪《まじな》いのようなものまであります。

　ネットで検索すれば、医者が推奨するものにも、驚くような予防法があります。「生き生きした生活を心がける」とか「家族や地域の人間関係をよくしておく」「生き甲斐を持つ」などです。こんなことでほんとうに認知症の予防ができると思っているのでしょうか。中には「寝たきりにならないよう心がける」というのまでありました。心がけで寝たきりにならないのなら、だれも寝たきりにはなりません。

少し論理的な根拠がありそうなものに、魚に含まれるＤＨＡ（神経系に多く含まれる必須脂肪酸）や、ＥＰＡ（動脈硬化を予防する必須脂肪酸）、赤ワインに含まれるポリフェノール（抗酸化物質）の摂取を勧めるものもあります。これらが不足するとよくないでしょうが、多く摂ったら認知症が予防できるという保証もありません。いずれも通常の食事で十分補えるのに、これを摂取していれば認知症にならないと信じるのは、ほとんど信仰の域に達しています。

驚くのは厚労省の「認知症予防・支援マニュアル（改訂版）」（平成21年）にも、「認知症予防・支援の対象とアプローチ」として、「生きがい型のポピュレーション・アプローチ」というのが挙げられていることです。内容は「例えば、囲碁、将棋、麻雀、園芸、料理、パソコン、旅行、ウォーキング、水泳、体操、器具を使わない筋力トレーニングなど、一般の地域高齢者が自立的にそうした生活習慣を増やしていくことによって、認知症の危険因子を低減しようとするものである」とあります。これらは毎日を楽しくすごすことには役立つでしょうが、とても認知症の発症を防げるとは思えません。

国立長寿医療研究センターが出している「認知症予防マニュアル」（平成23年）には、「多面的運動プログラム」として、「ホームプログラム運動」「有酸素運動」「脳賦活運動」などが挙げられています。特に興味を惹きそうな「脳賦活運動」には、縦足横歩きや、床に梯子を置いて複雑な歩き方をする「ラダーステップ」などが挙げられています。これも筋力の低下予防や、脳の老化を遅らせる効果はあるかもしれませんが、認知症とは直接関係のないものです。

暗算や漢字の書き取り、右手と左手で別の動きをするとか、両手で常に右手が勝つジャンケンをするなどの、いわゆる脳トレも、脳の老化を遅くする効果はあるかもしれませんが、認知症とは無関係の行為です。

以前、国立長寿医療研究センターが提唱したコグニサイズ（脳を使いながら軽い運動をするもの。ステップ台昇降をしながらのしりとりや、ウォーキングをしながらの引き算など）も注目されましたが、最近ではあまり耳にしません。やはり認知症予防の決定打というわけにはいかなかったのでしょう。

先に紹介した両マニュアルは、どちらも十年以上も前のもので、最新のものは見当たりません。その理由は厚労省のマニュアルにこう書かれています。

「認知症予防については、予防の根拠が明確になっていないこと、対象がはっきりしないこと、その方法が明確でないこと、また、認知症予防の知識や技術を持った人材が不十分なこと、そして、効果評価の方法が確立されていないことなどの理由を挙げることができる」

さすがは厚労省。正直な記述ですね。

認知症という病気の本態は、未だ明確にはわかっていないのです。脳内の異常タンパクは見つかっていますし、認知症のタイプ分けはできていますが、本態は未だ不明です。

すなわち現在の認知症の治療は、たとえて言えば、結核菌が見つかっていない時代の結核療法のようなものといえます。日光浴や転地療養、牛乳や卵の摂取、大気療法(海風にあたる等)、さらには人工気胸《じんこうききょう》や肺虚脱療法《はいきょだつりょうほう》(肋骨を切除して結核病巣を押しつぶす)などで、一定の効果もあったでしょうが、とても根本的な治療とは言えません。

結核という病気は、結核菌が発見されてはじめて、正しい予防と治療が可能になったのです。

認知症は未だその結核菌に当たるものがわかっていないので、あらゆる予防と治療は、結核の通俗療法と大差ないと言わざるを得ません。

つまり、認知症の予防として確実に有効なものは、ないというのがほんとうのところです。

認知症治療薬のズルさ

二〇二三年の七月、アルツハイマー病の新薬がアメリカで承認されたというニュースが、新聞各紙を賑わせました。日本の製薬会社も関わっており、同社は国内での製造販売の承認を厚労省に申請したといいます。

承認の根拠は、症状の進行を七ヵ月半遅らせるというもので、約千八百人の患者さんに十八ヵ月間投与したところ、認知症の程度を評価するスコアの悪化が二七パーセント抑えられたそうです。

これを見て、私は首を傾げざるを得ませんでした。そもそも、認知症の悪化のスピードは人によってちがうのに、何をもって悪化が抑えられたといえるのか。治験でスコアの悪化が緩やかだった人も、もともと進行が緩やかな人は、薬をのまなくてもスコアの悪化は少ないでしょう。だから大規模治験で傾向を見るのだと言うかもしれませんが、第二章でも書いた通り、評価の対象となるスコア自体が実にあいまいです。質問の仕方、本人のもともとの性格、そのときの体調などによってスコアは変化しますし、そもそも徘徊や粗相、介護への抵抗など、いろいろ問題となる認知症の周辺症状（認知症の本態である記憶障害、見当識障害《けんとうしきしょうがい》などの中核症状から起こる周辺の症状）と、スコアとの相関性も必ずしも証明されていません。

なおかつ、この薬は認知症の症状を治すものではなく、進行を止めるものでもなく、進行を遅くするというものです。日本で何年も前から使われているアリセプトという薬も同様で、私も多くの患者さんに処方しましたが、たまに家族の方から「この薬は効きません」といわれることがありました。そんなときにはこう答えます。

「いや、効いてますよ。のんでなかったら、もっと悪くなってましたから」

こう言われると、家族は納得せざるを得ません。すでに薬はのんでいるのですから。ここに認知症治療薬のズルさがあります。

今回、申請が出された薬も同様の効果ですから、服用しても薬が効いたという実感はなかなか得られないでしょう。なおかつ、この薬には、脳内の浮腫や微小出血などの副作用も報告されています。

そんな問題のある薬の値段が、一人あたり年間三百九十万円になるといいます。国内に数十万から百万人いるとされるアルツハイマー病の患者さんの多くが服用を求めれば、医療費が膨大になるのは火を見るより明らかです。

新薬の悪口ばかり書きましたが、製薬会社は莫大な研究費を投じて、懸命に研究開発に取り組んでいるのだし、多くの認知症の患者さんと家族が新しい治療を熱望しているのも事実です。だから、真に有効な薬が待ち望まれますが、くれぐれも都合のいい宣伝と、過大な期待は厳に慎むべきでしょう。

この先、二十二世紀とか二十五世紀ごろになって、認知症の本態が明らかになったとき、その時代の人が二十一世紀の認知症治療を振り返ったら、なんと滑稽なと憐れむにちがいありません。わからないものはわからない、ないものはないとあきらめる。それが賢明な判断につながると思います。

明晰であり続けることの悲劇

それでもやっぱり認知症にだけはなりたくないと、頑《かたく》なに思い続ける人は少なくないでしょう。それは悪い先入観に洗脳されて、思考停止に陥っているからだと思います。

その頭を解きほぐすため、逆のことを考えてみましょう。すなわち、認知症にならずに長生きをしたらどうなるのか。

実際、恐ろしいことですが、現実から目を背けずに考えるなら、過酷な状況が思い浮かびます。先にも書いた通り、長生きをするというのは年を取るということですから、どんどん老化が進み、あちこちに不具合が生じます。

私が在宅医療で診ていたOさん（88歳・女性）は、脳梗塞とフレイル（老化による虚弱）で、完全に寝たきりとなり、介護施設に入っていました。ふだんから頭はしっかりしていて、施設の職員が「おばあちゃん」と呼びかけると、「わたしはあなたの祖母ではありません。きちんと名前を呼んでください」と言うほど気の強いところもありました。

診察のとき、「お加減はいかがですか」と訊ねると、それだけで悲しみがこみ上げてくるのか、何度も大泣きされました。何がそんなに悲しいのですかと聞くと、かすれた声で、「みなさんに、迷惑ばかりをおかけして」と、細かい皺の寄った顔を歪めて悔し涙をこぼすのです。

Oさんは元小学校の教諭で、児童たちに「大人になったら人に迷惑をかけるような人間になってはいけません」と厳しく教えてきたそうです。その自分が今、介護で迷惑をかける人間になってしまった、それが情けないというわけです。

「介護は迷惑ではありませんよ。Oさんが悪いわけでもないし、みんな年を取れば当たり前のことですから、どうか気に病まないでください」

そう宥めても、「わたしは自分が許せないんです」と、受け入れてもらえません。頭が明晰であるため、今の不如意な状況がすべて認識され、老いのつらさがいっそう深く心に突き刺さるのでしょう。

私事ながら、九十三歳で亡くなった私の母も、最後まで頭はしっかりしていました。どれくらいしっかりしていたかというと、日付や曜日はもちろん、親戚の子どもたちの名前もまちがえず、新聞を毎日読み、役所や保険会社等からの書類もすべて目を通し、返信が必要なものは自分で書き、一日二回、血圧を自己測定してノートに記録していました。大腿骨の頸部骨折で入院したときも、「家から爪切りを持ってきてほしい」と頼まれたので、「どこにあるの」と聞くと、「居間の茶簞笥の右の二段目の引き出しの左手前」と言うので、実家に帰ってさがすと、ちゃんとそこにあったりもしました。

その母が嘆くのには、したいこと、しなければならないことがたくさんあるのに、身体が言うことを聞いてくれないということでした。庭の草むしり、風呂の掃除、仏壇の花の世話、夏服と冬服の入れ替え、写真の整理、保険の切り替え、家のシロアリ対策、孫の就職祝い、誕生日プレゼント、その他さまざまな気がかりがあるのに、思うようにできず、情けない思いをしていたのです。

母は私の実家で独り暮らしをしていたので、妻と私が交替でようすを見に行くと、いつも遠慮して、「世話をかけて申し訳ない」「忙しいのに時間を取らせてすまない」「いろいろ用事をさせてごめんね」と、謝ってばかりいました。

高齢で身体が思うように動かないのは仕方がないし、妻も私も迷惑だなどとは思ったこともないのだから、気を遣う必要はないと言っても、「それでも」とすまながるのです。

その一方で、認知症になった父が、寝たきりになりながらも、亡くなるまで周囲を笑わせ、朗らかに生きたのは前述の通りです。

Oさんのときもそうでしたが、母も少し認知症になっていれば、これほどつらい現実に苛《さいな》まれずにすむのになと思わざるを得ませんでした。

認知症は自然の恵み？

認知症の高齢者がいかに気楽で安楽か、私が経験した例をご紹介しましょう。

Iさん（90歳・女性）は、車椅子でデイケアを利用していましたが、見た目はふつうながら、HDS－Rではローシングルで重度の認知症でした。家では大事にされているようで、家族から「おばあちゃま」と呼ばれていたので、デイケアの職員たちも同じように呼んでいました。「おばあちゃま」に話しかけると、「あら、そう」とか、「何かしらね」と、標準語のアクセントで、いかにも上流家庭という雰囲気の受け答えをします。

デイケアにはときどきボランティアの演芸会があり、踊りの専門家が来てくれたことがありました。高齢者が喜びそうな日本舞踊で、着物姿の師匠が優雅な舞を披露してくれました。Iさんも盛んに拍手を送っていたので、出し物が終わったあと、私はIさんのところに行って、「ずいぶん熱心にご覧になっていましたね。よかったですか」

と聞きました。

するとIさんは、「何が？」と聞いたのです。

「いや、今の踊りですよ」

「あら、踊りなんてなかったですよ」

それを聞いた同じテーブルの利用者さんが、ぎょっとした顔でIさんを見ました。私も驚いて、「今、やってたじゃないですか」と言うと、Iさんは平気な顔でこう返してきました。

「あら、そう。わたしは見なかったわ。残念なことをしたわね」

たった今見たものを、きれいさっぱり忘れてしまう。その鮮やかさには、ある意味、感心させられました。認知症の人が今にしか生きていないといわれる所以です。これなら過去を悔いることも、いやな記憶にムカつくことも、まだ起こっていない心配事に頭を悩ませることもありません。

もう一人、在宅医療で診ていたH′さん（89歳・男性）は、診察をはじめた当初は頭がはっきりしていましたが、そのせいか死ぬのが怖くて仕方のない人でした。風邪を引いたら肺炎を心配し、動悸がすると心不全を疑い、手足がしびれると脳卒中の発作を恐れて、あれこれと薬を求めました。

その彼が脳梗塞で倒れ、幸い手足の麻痺はなかったのですが、脳血管性の認知症が急速に進んでしまいました。すると、病気の心配をいっさいしなくなったのです。もちろん、死の恐怖も口にしません。死という概念が消え去ってしまったようでした。家で介護ができなくなり、施設に移ったのですが、診察に行くと廊下に立ってハーモニカを耳に当て、だれかと電話をしているように何かをつぶやいていました。「診察に来ましたよ」と挨拶をすると、「ありがとう」とにこやかに答えます。昨日のことも明日のことも念頭にはありませんが、〝今〟の会話は成り立つのです。

病気と死を恐れていたときには、不機嫌で不安そうだったのが、認知症になったあとは悟りを開いたように穏やかな表情になりました。H′さんにとってどちらが好ましいか、明らかでしょう。

いつまでも明晰だと、老いのつらさ、惨めさが如実に意識され、不快な過去と不安な未来に苦しめられるのに対し、認知症になるといっさいが消えて、〝今〟だけの存在になるのです。

私が敬愛する水木しげる氏の短編マンガ『一つ目小僧』に、こんなセリフがあります。

「猫や犬も人間ほど心配してはいないようすだ……」

人間は目が二つあるので未来と過去を考えて心配が絶えないが、一つ目小僧は「子供《ジャリ》のように現在《いま》しか見えない」から苦労がないというのです。

このセリフを読んだとき、私は自宅で飼っていた室内犬が、早くに白内障で視力を失い、老犬になって耳も聞こえなくなったとき、嗅覚のみを頼りに散歩も食事も排泄もふつうにこなしていたのを思い出しました。そのころ、眼底出血で片目が不自由になり、老人性難聴で会話が聞こえにくくなっていた母が、しきりに老化の不如意を嘆き、行く末を案じて不安におののいていたのと対照的でした。

認知症になると、子どもや犬猫などと同じく、〝今〟しかなくなるので、煩いも消えるのです。ある意味、認知症は自然の恵みでもあると思います。

自分が認知症になるだけではない

多くの人は自分が認知症になるかどうかを気にするようですが、連れ合いのある人は、相手が先に認知症になることも忘れてはいけません。それを考えずにいたため、悲惨な状況になりかけたO′さん（74歳・男性）の事例を紹介しましょう。

七十二歳の奥さんが重度の認知症になり、私に在宅医療の依頼が来ました。看護師と訪ねると、インターホンを押してもなかなか応答がありません。留守かなと思って帰りかけると、黒縁眼鏡のO′さんがものすごく不機嫌な顔で出てきました。中に入ると、居間のテレビがゲームの静止画面になっていて、座卓にはコントローラーが投げ出してありました。どうやらO′さんはテレビゲームの真っ最中だったようです。

家に入ったとたん、猛烈なクレゾールのにおいがしたので、「これは」とO′さんに聞くと、奥さんが畳の上で排尿したので、そのにおいを消すためだと言いました。

「まったく厄介ですよ。私は長年、家族のために働いてきて、年を取ったら家内の世話になろうと思っていたのに、このザマですからな」

O′さんが顎で指す先には、シャツとおむつ姿で四つん這いになっている奥さんがいました。脚はむき出しで、白髪頭を垂れ、まるでだれからも見捨てられた老犬さながらの惨めさでした。

O′さんの不機嫌は、定年後ゆっくり老後をすごそうと思っていたのに、思いがけず奥さんが重度の認知症になり、その介護を担わされていることが原因のようでした。テレビゲームは、その鬱憤《うっぷん》を晴らすために熱中していたのだと思われます。

私がO′さんの奥さんを診察していたのは、もう二十年近く前ですから、まだまだ老いた夫の世話は妻がするものという感覚の男性が多かったのでしょう。しかし、女性が先に認知症になるケースも少なくなく、心の準備のない男性は、まさか自分が介護をするなんてと、よけいな怒りを抱え込んで、状況を悪化させてしまうのです。

あるときO′さん宅に診察に行くと、真冬なのに窓が全部開けっ放しで、奥さんは半裸の状態で、おむつの上からひもがぐるぐる巻きにされていました。O′さんに事情を聞くと、寝不足の半分もうろうとした口調でこう言いました。

「昨夜、僕が風呂から上がると、布団がビショビショになってるんです。小便ですよ。おむつをつけているのに、わざわざはずしてしよるんです。仕方がないから、布団カバーをはずして、洗濯機をまわして乾燥機にかけて、やっと一段落したと思ったら、今度は大便を畳にこすりつけていたんです。こっちがキリキリ舞いをしているのに、いったいどういう了見なんだ。すぐ洗面所で手を洗わせ、畳を濡れ雑巾で拭いて、ドライヤーで乾かして、それでもにおいが消えんから、クレゾールを撒きまくったんです」

認知症の人は、トイレの場所がわからなくても、排泄のときには衣服を下ろすという意識だけは残っていて、せっかくのおむつを取って排尿排便をすることがあります。もちろん本人に悪気はありませんが、後始末をさせられる家族には過酷な精神的負担がかかります。

このときは、奥さんの身体が冷え切っていて、肺炎になりそうだったので、早急にケアマネージャーと相談して、ヘルパーの派遣とデイサービスの開始を決めました。それまでO′さんは他人の世話になりたくないと頑なに拒んでいたのですが、致し方ありません。このままでは虐待から殺人にまで発展しかねないほどの状況でしたから。

認知症介護の極意1

その後、ケアマネージャーの指導もあって、O′さんは徐々に奥さんの介護を上手にするようになり、虐待の悲劇は免れました。

いちばんの問題だった排泄は、「トイレ誘導」という形で解決しました。これはあらかじめ出そうになる前に、トイレに連れていくという方法で、出ても出なくても便座に座る習慣をつけ、出たらほめるというやり方です。幼児のトイレトレーニングと同じですね。

O′さんはもともと仕事人間で、努力と工夫が好きな人だったので、トイレ誘導もきっちり記録を取り、奥さんのようすからタイミングを見極めるコツや、便の状態によって間隔を工夫するなどして、メキメキと上達しました。

それまではほったらかしでロクに世話をしなかった食事も、トーストを十六分割にして与えるとか、パン粥にするとか工夫し、奥さんの好みがシナモンシュガーであると発見したときには、私にも嬉しそうに報告してくれました。そういう達成感を得られると、介護もある種の仕事感覚になり、ワーカホリックの男性には向いているのかもしれません。

さらにO′さんの場合は、状況が落ち着くにつれ、若いころ仕事に夢中になるあまり、奥さんにいろいろ心配をかけたり苦労をさせたりしたことが思い出され、認知症になったのもそこに原因があったのではという気持ちが芽生えてきたようです。それで介護を罪滅ぼしのつもりでするようになって、憤懣《ふんまん》や不快が消え、精神的にはずいぶん健全な状態になりました。詳しい経過は、拙著『告知』（幻冬舎文庫）に小説の形で書いていますので、興味のある方は参考にしてください。

私は十三年間の在宅医療で多くの認知症の人を診てきましたが、上手に介護をしている家もあれば、下手な介護で苦しんでいる家もありました。

O′さんのように介護に達成感を抱くようになるとか、罪滅ぼしのつもりでやるなど、精神面での支えがあると、認知症の人が起こすさまざまなトラブルにも、比較的穏やかに対処できるようになります。

ほかにも感謝の気持ちが介護を楽にしている家もありました。B′さん（82歳・男性）は、ほとんど会話も成り立たないほどの認知症で、ゴミを散らかしたり、着替えに抵抗したりしていましたが、お嫁さんが優しく介護していました。舅と嫁というのはもともと他人なのに、どうしてそんなに親切に介護できるのですかと聞くと、お嫁さんはこう答えました。

「おじいちゃんは今はこんなふうですが、わたしたち夫婦が結婚したとき、いろいろ味方になって助けてくれたんです。だから、今もそれを感謝しているので、これくらいの介護は平気なんです」

認知症介護の失敗パターン

いくら精神的な支えがあっても、想定外のトラブルを起こされるとつい感情的になるのが人間です。つまり、こんなことにまでなるとは思わなかったという怒りや嘆きです。であれば、前もって想定の範囲を思い切り広げて、何があっても想定内という状態にしておけば、少しは楽に受け止められるのではないでしょうか。いわゆる心の準備です。

O′さんの場合も、はじめは布団の上で排尿するなんてあり得ないと思っていたから奥さんに激怒したのです。認知症ならそれくらいのことはあると思っていれば、排泄を失敗しても虐待につながるほど腹は立たないでしょうし、あらかじめ予防策を講じることもできるでしょう。

ですから、認知症の介護をはじめるなら、認知症の人が起こすトラブルをできるだけたくさん、できるだけ最悪なものを想定内にして、心の準備をすることが肝要です。すなわち、認知症の予習です。

しかし、実際にはできるだけトラブルは起こしてほしくないでしょうし、排泄の失敗や弄便《ろうべん》、異食《いしょく》（食べられないものを食べる）や、介護への抵抗、錯乱、徘徊、暴力、暴言、大声や奇声、火の不始末、物盗られ妄想、被害妄想など、もろもろの周辺症状のことなど、知りたくもないという人が多いのではないでしょうか。

もちろん、その気持ちはわかりますし、知らずにすめばこれほど幸せなことはありません。しかし、現実に家族が認知症になる可能性は否定できませんし、多くの家族が過酷な介護の悪循環に陥っているのを見ている私としては、やはりしっかりとした知識と心の準備が重要だと言わざるを得ません。つまり、知らないということが、事態を無駄に悪化させるということです。

ほかにも認知症の介護を失敗するパターンで多いのは、家族が認知症を治したいとか、これ以上悪くしたくないと思っている場合です。これってごく当たり前の感情と思われるでしょう。だから、多くの家庭が似たような形で介護状況を悪化させてしまうのです。

なぜ、そう思うことがよくないかというと、認知症の当人によけいなストレスを与え、精神的に疲弊させるからです。認知症の人は、自分が病気であることを認識していませんし、自分がおかしなことをしているという自覚もありません。それなのに、トラブルの原因のように見られたり、怒られたり、怒鳴られたりすると、とてもイヤな気分になります。自分は悪くないのに、責められ、叱られ、非難の目を向けられることは、つらいことです。その不愉快さ、つらさが本人を混乱させ、認知機能をさらに悪化させて、いっそうトラブルを増やしてしまい、家族はそれでまた怒り、困り果てるという悪循環に陥ります。

認知症を治したいと思う家族は、病気だけを否定しているつもりでしょうが、認知症の当人は自分の存在のすべてが否定されているように感じます。面と向かってではなくても厄介者扱いされたり、迷惑がられたりすると、認知症の人は敏感にそれを察知します。

失敗をとがめられると、何を怒られたのかは忘れますが、怒られたというイヤな感情だけは残ります。

認知症の人はたいてい高齢で、言い返すことも仕返しをすることもできません。それで無意識のうちに介護者が困るようなことをしてしまうのではないでしょうか。つまり、認知症患者の周辺症状（介護者にとっての問題行動）は、弱い認知症患者の無意識の報復とも考えられるのです。

だったら、認知症の人にとって快適な状況を作れば、トラブルも減るのではないでしょうか。先ほどの例のように、感謝の気持ちとか罪滅ぼしのつもりで接すれば、認知症の人もイヤな気持ちはしないでしょうし、穏やかに暮らすことができれば、ストレスも減って、周辺症状もましになるような気がします（単なる私の経験上の話で、エビデンスがあるわけではありません）。

認知症介護の極意2

認知症を治したいとか、これ以上悪くしたくないという思いが、介護の失敗につながるのであれば、どうすればいいのか。

それは認知症を否定せずに受け入れることです。以前は認知症は老人ボケとかモウロクとか言われ、年を取ったらある程度は仕方ないと思われてきました。自然な老化現象のひとつなのだから、治したいと思う人も少なかったはずです。今は認知症は病気という認識で、病気なら予防も治療もできるだろうと思う人が増えています。

そのため、親に認知症の疑いが生じると、慌てて日付を聞いたり、前の日の晩ご飯は何を食べたかとか、孫の名前を言わせたりとかする息子・娘さんらがいますが、これがいちばんいけないことです。答えられても答えられなくても、高齢者には悪影響を与えるからです。

この種の質問をされると、高齢者は認知症を疑われていることを強く意識します。自分でも不安を抱え、いつ発症するのか、すでにかかっているのではないかと、疑心暗鬼になっているとき、そんなことを聞かれると、不安が一気に増大します。また、プライドも傷つき、それが怒りや不機嫌につながって精神状態が悪化します。

高齢になるとひがみっぽくなる人も増えますから、認知症を疑われると、自分は邪魔者扱いだとか、迷惑な存在なんだとか、早く死ねということかとまで飛躍する場合もあります。

また、高齢者の場合は認知症でなくても、わかっているけれど答えられないということがしばしば起こります。若い人でも俳優の名前や食事の内容が出てこないことがあるでしょう。わかっているのに答えられないとき、それをわからないんだと受け取られることは屈辱です。

そんな不愉快な状況を作るより、認知症の心配などせず、仮に発症したとしても受け入れる気持ちで、高齢者の身内に優しく接していれば、自ずと時間は穏やかに流れます。

孫が遊びに来たとき、「おじいちゃん、僕の名前わかる?」などと言わせるのもよくありません。わかっていても答えられなければ、高齢者は苦しい立場になります。そんな試練を与えるより、「おじいちゃん、太郎だよ。遊びに来たよ」と言ってあげれば、「おお、太郎か。よく来たな」と、笑顔で応対できるのです。

喫茶店に連れて行っても、「何を飲む?」と聞くと、認知症の人はすぐに答えられなかったりします。「コーヒーにする? 紅茶がいい?」と具体的に選ばせると、「じゃあ、コーヒーで」と答えが出やすくなります。

こういうテクニックも、認知症を治そうと思うのではなく、受け入れることからスタートします。

敬老精神のない時代

「敬老の日」は高齢者を敬うという趣旨で設定されたものでしょうが、高齢者だからといってだれもが尊敬に値するわけではありません。真に立派な人であれば、別に「敬老の日」でなくても一年中尊敬されるでしょうし、迷惑な年寄りは「敬老の日」でも敬われることはないでしょう。

だいたい、昭和の中ごろくらいまでは、高齢者は自然に大事にされ、敬われていました。世の中の変化のスピードが遅かったので、いろいろな経験を積んだ高齢者のほうが、未経験な若者より問題解決の術に長けていたからです。わからないことがあると、年長者に教えてもらい、困ったことがあると、年配者の知恵を借りて解決する。そうすると、自然と感謝と敬意が生じます。

それが世の中のIT化で状況が一変しました。わからないことがあると、操作の仕方や対処法を教えてくれるのは若者たちです。高齢者は時代の進歩についていけず、若者に何度教えてもらってもマスターできず、同じ過ちを繰り返し、教えた手順も忘れてしまう。そんな鈍くさい年長者を、若者が尊敬などしてくれるわけがありません。

年を重ねるということは、人としての成熟であるという価値観が広がれば、若者も高齢者を敬う気持ちを持つでしょう。しかし、現代は若さや強さや美しさが価値の基準になっていますから、老いて弱って醜くなる一方の高齢者は、人間としての価値が下がる一方で、ますます尊敬などされません。

おまけに高齢者自身がいつまでも元気で若々しくなどと、事実上、若者をうらやむ心境になっています。その時点ですでに若者は優位に立ち、劣位の高齢者を敬うという発想は持てなくなります。

かつては〝長老〟とか〝古老〟とか言って、敬われる高齢者もいましたが、今ではどちらも死語です。なぜ、尊敬される高齢者が減ったのか。私が老人デイケアのクリニックにいたとき、ある女性からこんな相談を受けました。

「父は今年八十歳になるんですが、怒りっぽくてわがままで、文句ばっかり言うんです。人間は年を取れば人格者になり、立派になるというのに、うちの父はどうしてこうなんでしょう」

その女性の父親はデイケアでもよく怒り、イライラしたり職員に文句を言ったりしていました。よく見ると、肺気腫と心不全で呼吸も荒く、脚も弱っていて、膝も見るからに痛そうでした。そんなつらい状態で鷹揚に振るまうのは無理でしょう。

だから、私は女性に言いました。

「お父さんは生きているだけで苦しいんです。だから、人格者ではいられないんです」

そんな肉体的な苦痛がなくても、老化が進めば記憶力や発想力が衰えるのと同じく、忍耐力や自制心も弱ります。だから、辛抱ができなくなって、怒ったりわがままになったりするのです。

年を取れば人格者になるというのは、まちがいではありませんが、せいぜい七十歳前後まででしょう。それくらいの年齢だと、さまざまな人生経験から無駄なこと、無用なことを知り、精神的な余裕と自制心が培われて、若者からすると人格者のように見えることもあります。むかしはそれくらいでだいたいの人が死んでいたので、年を取れば人格者にといわれたのです。しかし、今はその先に二十年ほども生きてしまうので、心身ともに衰え、若い世代の尊敬を集められなくなっています。そんなダメになった高齢者を敬えと言っても、無理な注文です。

ほんとうに敬老精神を養うには、まず高齢者自身が尊敬に値する存在にならなければなりません。その方法はあります。自らの老い、苦痛、不如意を泰然と受け入れ、栄誉や利得を捨て、怒らず、威張らず、自慢せず、若者に道を譲り、己の運命に逆らわない心の余裕を持つことです。むずかしい注文ですが、むずかしいからこそ敬意を呼び覚ますのではないでしょうか。

第四章　医療幻想は不幸のもと

医療幻想とは何か

何事にもいい面と悪い面があります。医療も同じです。

ところが、医療者が医療のいい面ばかりしか語らないので、世間は医療幻想ともいうべき状態に陥っています。医療の進歩はすばらしい、これまで治らなかった病気も治るようになった、医療にかかれば安心、健診や検診を受けておけば大丈夫――。

しかし、医療の悪い面を知っている私としては、この状況に不健全なものを感じざるを得ません。医療の限界や不備、不条理や不確実性などに目を向けず、漫然と安心していていいのか。医療の悪い面も知ることが、患者さんと医療者の健全な関係につながるのではないか。そう思うのですが、ネガティブな話には耳を傾けたくないという人も多いようです。

医療者もまた、医療のネガティブな話は語りたがりません。それを語ることは自己否定につながるからです。だれしも自分のやっていることの悪い面は話したくはないでしょう。しかし、医者同士の飲み会に行くと、世間にはとても聞かせられないような話がポンポン飛び出します。たとえば、無駄な検査や治療は収益を上げるためとか、

CTスキャンで浴びる放射線は恐ろしいとか、外科医だって二日酔いや夫婦喧嘩のあとは手術の調子が悪いとか、念のためという便利な言葉で薬と検査を追加するだの、がん検診は穴だらけだの、がん難民という言い方はメディアが作った言いがかりだの、認知症は治らない、予防もできない、でもほんとうのことを言うと患者さんが来なくなるので言わない等々です。

医療者も人間ですから、能力や体力には限界があり、人柄もよい人ばかりではないし、精神状態もいつも安定しているわけではありません。今は専門性が細かく分かれていますから、自分の専門以外のことはわからない医者もたくさんいます。

にもかかわらず、世間は医療者にスーパーマンのような能力と、キリストや釈迦のような人格を求めます。最高の技術と最先端の幅広い知識を備え、常に患者さんのことを考え、ミスを犯さず、判断もまちがえず、親切で患者さんの気持ちに寄り添い、説明もわかりやすく、気さくでまじめで親しみの持てる頼りがいのある存在です。

以前、ある全国紙の社説に、『患者の病気を治すのは当然として、ひとりひとりの悩みや苦しみにも共感し、身体のみならず精神面でのきめの細かい対応をしてほしい』と書いてあるのを見て、私は愕然としました。性格も人生経験も手持ちの情報も異なる個々の人に、そんな対応ができるわけがありません。それができると思うならそれこそ幻想です。しかし、天下の大新聞が臆面もなく書いているので、世間はそれが当然だと思い込むでしょう。医療者のほうも、「そんなこと、できるわけがない」などと言うと、不真面目、やる気がない、努力が足りないと批判されるのを恐れて、身内の飲み会以外では滅多に口外しません。

こうして世間と医療者の意識に大きなギャップが生じ、現場でよけいな軋轢や失望やもめ事が頻発することになります。

コロナ禍に見る医療幻想

私は医療者がもっと正直になればいいと思いますが、プライドが高いので、世間の期待には応えられませんなどとはなかなか言いません。専門家も同じで、「それはわかりません」とは口にしにくい。

二〇二〇年から約三年、日本中を席巻したコロナ禍で、世間は専門家の意見を強く求めました。どうすれば予防できるのか、感染したらどうすればいいのか、いつまで自粛すればいいのか。

しかし、新型コロナウイルスはその名の通り〝新型〟ですから、研究データの積み重ねがありません。従って確実な予防法や治療法を決定することはできないはずです。にもかかわらず、「新しいウイルスなので、確かなことは言えません」と発言する専門家は皆無でした。そんなことを言うと、信頼を失い、だれも見向きしなくなるからです。

そこで発表されるのが、過去のデータに基づく憶測です。それが正しいかどうかは、時間をかけてデータを集め、検証しなければわかりません。にもかかわらず、世間および政府は専門家の発表を信じて、やれ会話をするな、密室に入るな、密着するな、密集するな、不織布《ふしょくふ》マスクをつけろ、アルコール消毒をしろ、アクリル板を立てろ、店を閉めろ、営業するな、県外には行くな、飲むな、騒ぐな、歌うな、パチンコをするな等、生活に厳しい制限を課しました。

専門家の意見はあくまで参考材料であって、確かなものではありません。正しいかどうかわからないという冷静な判断をする人が多ければ、自粛警察などは発生しなかったでしょうし、マスクを忘れて電車に乗っても、犯罪者のような目で見られることはなかったはずです。

認知症の早期発見・早期治療への疑問

厚労省や医師会の発表を見ていると、認知症には早期発見と早期治療が重要であると強調されています。たしかに、独り暮らしの高齢者の場合などは、認知症を放置しておくと、本人だけでなく周囲にもさまざまな危険（失火やガスもれなど）が及びますから、早期に対処したほうがいいでしょう。

しかし、家族と同居している場合や、近くに見守る身内がいる場合もそうでしょうか。

早期発見・早期治療は大事に決まっていると言う人は、医療幻想にとらわれていると思います。なぜなら、現段階では認知症を早く見つけても、治療法も悪化の予防法もわかっていないのですから。

逆に、早期発見してしまうと、本人も周囲も認知症を強く意識するようになって、ストレスから疑心暗鬼に陥る危険が生じます。ちょっとしたもの忘れや勘ちがいでも、認知症のせいではないか、認知症が悪化したのではないかと思ってしまうでしょう。

また、認知症の診断をつけられてしまうと、いくらまだ早期だと言われても、自分は認知症なんだと繰り返し思ううちに自己暗示にかかり、落ち込んだり悔やんだりして、逆に進行を早める危険もあります。〝知らぬが仏〟〝病は気から〟という言葉もある通り、病気を知ってしまうことで、自分から病気を悪化させることもあり得ます。

医療者にも認知症の早期発見を勧める人がいますが、発見したあとどんな治療をするのか聞いてみたいです。先にも述べた通り、現在ある治療薬は、認知症を治すでもなく、進行を止めるでもなく、単に進行を遅くするという生半可なものです。進行を遅くできればいいじゃないかと思うかもしれませんが、もともとの進行のスピードが人によってちがうのに、その人の進行が遅くなったかどうかなど、だれにもわかりません。

実際、私は在宅医療で認知症の患者さん約三百人に治療薬を処方しましたが、少し症状が改善したかなと思えたのは一人だけでした。逆に薬の副作用で興奮したり、徘徊がひどくなったりした人が二人いて、すぐに薬を中止しました。残りの二百九十七人ほどは、ほとんど変化がありませんでした。もちろん、この人たちも薬をのんでいなければ、もっと進行したのかもしれません。しかし、のんでいなくても変化がなかったのかもしれません。

前章にも述べた通り、周囲も当人も認知症を受け入れる気持ちになれば、早期診断・早期治療の呪縛からも解放され、年を取ればこんなものと、軽く受け止めることができるのではないでしょうか。そういう状況は、仮に認知症になったとしても、比較的、周辺症状は少ないまま穏やかに過ごせると思います。

リハビリ幻想

私がかつて勤務した老人デイケアのクリニックでは、リハビリの施設もあり、理学療法士がいろいろなリハビリをしていました。

脳梗塞で車椅子生活だったJさん（78歳・女性）が、リハビリの甲斐あって自分の脚で少し歩けるようになりました。それまでは立ち上がることもできなかったので、大きな進歩です。Jさんは涙を流して喜びました。

「先生、ありがとうございます。こんな嬉しいことはないわ」

私は利用者さんたちの前でそのことを報告しました。

「Jさんはみなさんに励まされて、歩けるようになりました。みなさんも頑張ってください」

職員たちが拍手をし、利用者さんたちもそれに倣いました。近くにいたJさんの友だちが、「あんた、よう頑張ったな」と肩を叩くと、Jさんは涙と笑いで顔をクシャクシャにしていました。

すると突然、同じく歩行困難のあるGさん（72歳・男性）が、さっと手を挙げてこう言いました。

「先生。僕にもマイクロ（超音波治療器）をやってください。ローラーベッドもして、リハビリももっと増やしてください。お願いします」

我慢の限界を超えたような切羽詰まった声でした。

Gさんの歩行困難は少し変わっていて、亀のように背中が丸くなり、変形性膝関節症のため脚が極端なO脚で、うまく足が運べないのです。神経症状で杖もうまくつけず、脳梗塞やパーキンソン病ともちがう珍しい病態でした。大学病院でも検査を受けたそうですが、診断がつかず、病名は不明とのことです。それでよけいに苛立ち、不安と焦りを感じていたのでしょう。

「大学病院で診てもろたのに、なんでわからんのやろう。ちゃんと診てくれたんやろか」

Gさんは何度もそう繰り返していました。彼には大学病院ならどんな病気もわかるという思い込みがあったようです。もちろん、大学病院でもわからないことはいくらでもあります。

多くの高齢者は障害が起こると、その原因を知りたがります。病名を知りたいのです。病名がわかると少し安心します。治る希望が持てるからです。「病気ではありませんん、年のせいです」と言われるとがっかりします。老化は治らないと思っているからです。

Gさんの歩行困難は神経性のもので、広い意味では老化による神経機能の低下が背景にあります。いつ転倒するかわからないので、車椅子を勧めますが頑として受け付けません。

「まだそんなもん、いりませんわ。それよりマイクロをお願いします」

超音波治療器はマイクロ波を照射して血液循環を改善させ、痛みを和らげるために使うものなので、Gさんの歩行困難には適用がありません。それでも以前から理学療法士にねだって、目的がちがうと説明しても納得せず、しつこく希望するので困るという報告を受けていました。今回、関節痛で超音波治療を受けていたJさんが歩けるようになったことで、Gさんは気持ちが沸騰し、矢も盾もたまらず私への直訴となったのでしょう。

Gさんの歩きたいという気持ちはわかりますが、リハビリをすれば元通りになるというのは幻想です。冷たく聞こえるかもしれませんが、リハビリの実際の効果は世間で思われているよりかなり少ないと思っておいたほうがいいでしょう。以前は無制限に医療保険で受けられたのが、脳梗塞などでは発症後180日までと制限されるようになったのも、それ以上はやっても意味がないと判断されたからです。

奇跡の復活もある

もちろん、リハビリがすべて無意味なわけではありません。

特殊な例かもしれませんが、立命館アジア太平洋大学（APU）の学長、出口治明《でぐちはるあき》氏の場合をご紹介しましょう。

もともと生命保険会社に勤めていた出口氏は、六十歳でネット型生命保険会社を立ち上げ、六十九歳でAPUの学長に就任した人で、何度かお目にかかったことがありますが、常に前向きな姿勢を失わない積極的な方です。

常に前向きというのは、現実をよくしようという姿勢で、私が常々推奨する現実を受け入れる姿勢とは、ある意味、逆です。前向きであれば、現実をよくすることもありますが、いつもうまくいくとはかぎらず、うまくいかなかったときの悔しさや不愉快を考えると、はじめから現実を受け入れ、その中に喜びや充実を見出すほうがいいのではないかというのが私の考えです。消極的かもしれませんが、現実を受け入れるというのは決して後ろ向きではなく、〝足るを知る〟ということです。

出口氏は七十二歳のときに脳出血で倒れ、後遺症で重度の右半身麻痺と言語障害となりました。私なら無理な回復は望まず、現実を受け入れて、自分にできる範囲での生活を選ぶでしょう。

しかし、出口氏はちがいました。自分の足で歩くことはあきらめた代わりに、言語機能の回復に全力を投じる決意をしたのです。ＡＰＵの学長に復帰するためには、歩行はできなくても、話せることが必須だったからです。この決断に要した時間は、たったの一秒だったそうです。あれこれ悩むのではなく、少しでも可能性のある道に即決するのが出口氏の流儀です。

とはいえ、私の医学知識では、言語中枢に出血や梗塞の起こった言語障害が回復するとは、とても思えませんでした。ところが、出口氏は懸命なリハビリの結果、ほぼ完璧に話せるようになったのです。前向きな姿勢の勝利です。一年後の二〇二二年に、校務に復帰し、ＡＰＵの入学式で新入生歓迎の挨拶をした出口氏の動画を見て、私は完全にかぶとを脱ぎました。

出口氏はただがむしゃらに頑張ったのではなく、専門的かつ先進的な理論の裏付けによるプログラムに取り組んだのでした。まさしく新しい発想によるリハビリです。さらに出口氏は毎日三時間のリハビリのあと、麻痺のない左手で古典を鉛筆でなぞるドリルや、家族の名前を書く「宿題」をこなし、家族に声を出して話しかける「自主トレ」を一日あたり六、七時間も行ったといいますから、まったく頭が下がります。前向きな姿勢と言っても口先だけではなく、実際に猛烈な努力の裏打ちがあったのです。

今も言語障害に悩む人は多いと思いますが、出口氏の成功例は大きな励みとなるでしょう。ただし、回復には相応の準備と努力が必要なこと、そして同じ努力をしても、だれもが必ず回復するわけではないということを、あらかじめ心しておく必要があります。

（出口氏の回復については、講談社現代新書の『復活への底力』に詳しい経過が書かれています）

おむつはずし運動・美談の弊害

以前、新聞におむつはずし運動を推進している施設が紹介されていました。入所者五十人のうち、四十人近くがおむつをしていた高齢者施設で、職員が「生活リハビリ」をはじめると、「やがて一人ひとりの尿意が戻り、おむつが外れ、ベッドから離れて、笑顔が戻るようになった。『そのたびに楽しかったぁ』と職員は振り返る」と、記事にはありました。

別の記事には安易なおむつ使用の例として、夜間にはおむつを六枚重ねて使用している施設もあるという指摘もありました。おむつをいちいち交換するのは手間なので、汚れた分だけ抜き取るためです。

先の記事には、寝たきりの高齢者を起こす運動にも触れられていました。「八年間『寝たきり』だったおじいちゃんが、ひもをつかんで起き、床に立った。職員たちのどよめきに、別の部屋の職員まで集まってきた」

美談ですね。

安易なおむつ使用は感染やかぶれを起こすだけでなく、動ける高齢者まで寝たきりになる危険があるので、介護する側の都合でおむつに頼ってはいけないという指摘は、誠にもっともです。

しかし、こういう記事を読んだあと、私はつい「美談のその後」を考えてしまいます。いったんおむつがはずれても、いずれまたおむつにもどってしまうのではないか。だからおむつはずしは無意味だ、などと言うつもりは毛頭ありません。ただ、こういう〝美談報道〟が世間に与える悪影響を懸念するのです。

このような記事を読んだ多くの人は、安易なおむつや寝たきりは介護の手抜きで、高齢になってもおむつをつけずに排泄できるし、頑張れば寝たきりにもならないですむと思わないでしょうか。

もちろんそれは幻想です。長生きをすればほぼ確実にやってくる状況から、目を逸らしているにすぎません。〝美談報道〟はクライマックスで終わり、その後またおむつをつけたとか、寝たきりになったとは書きません。しかし、現場では明らかなことです。

また、この記事を読むと、即、おむつイコール手抜き介護と誤解する人も出てくるでしょう。親を施設に入れて、たまにしか面会に来ない人は、現場の職員がどれほど多忙でストレスいっぱいの状況かも理解せず、親がおむつをつけられていたら、すぐに文句を言ったりするのです。

もし、おむつを重ねて使用している施設の職員が、夜の当直のときにスナック菓子を食べながら週刊誌を読んでいたなら、それは手抜きだと批判していいでしょう。しかし、多くの高齢者施設では、夜間の当直は少人数で多忙を極め、食事介助や、動ける人のトイレ介助、転倒予防、ベッドからの転落予防、不眠対応、せん妄（夜間の興奮）対応、徘徊対応などで、てんてこ舞いです。そんな中でおむつ交換の時間を惜しんで、重ねたおむつを使っているとしたら、決して非難されることではないでしょう。

この話を同僚の看護師に話したら、彼女が前にいた施設でも、おむつゼロ、寝たきりゼロを標榜する施設長がいて困ったそうです。彼女は自らの信念を貫くため、極力おむつをつけさせず、中には亡くなる三日前まで無理やり起こして便座に座らされていた高齢女性もいたからです。

また、高齢者の中には、自らおむつを希望する人もいるといいます。夜に尿意を覚えると、介助を頼まなければならないのが心苦しいという人で、おむつなら忙しい職員の手を煩わせずにすむのにと、恨めしそうにしていたそうです。

おむつも寝たきりも防げる間は防げばいいですが、長生きをしすぎると、どうしてもそうならざるを得ないときがきます。その現実から目を逸らして、そんなものはなしですませられると思い込むのと、いずれそういうこともあると心の準備をしておくのと、どちらが賢明でしょうか。

「医は仁術」とは言えないシステム

今から思えば、研修医やヒラの医員だったころは、私もずいぶんと気楽でした。医学的に正しい治療をしていればよかったのですから。

しかし、多くの医者は年次が進み、部長とか副院長とか院長になると、病院の経営ということを考えなくてはならなくなります。私はそんな肩書とは無縁でしたが、老人デイケアのクリニックに勤務したときは、実質的にある医療法人の雇われ院長の立場でした。当然、はじめは医学的な判断だけで診察をしていました。ところが、月末になると医療法人から派遣された事務長がやってきて、「超音波診断をもう少し増やしてもらえませんか。血液検査も倍ほどしてもらわないと」と言うのです。

「検査を増やせと言ったって、必要のない人にするわけにはいかないでしょう」

そう突っぱねていましたが、さらにはこんなことも言いだしました。

「抗生剤の〇〇があと二ヵ月で使用期限を迎えますので、なんとかだれかに処方をしてもらえないでしょうか」

「冗談じゃないですよ。使用期限を気にして処方する医者がどこにいるんです。ボクはあくまで必要な薬しか出しませんよ」

まだ四十代だった私がそう気色ばむと、ベテランの事務長は深々とため息をつき、苦渋の表情で説明しました。

「超音波診断機はリースですから、毎月四十三回以上使ってもらわないと赤字になります。使用期限の切れた薬は廃棄せざるを得ませんから、特に高額の抗生剤が廃棄になると大きな損失になります。クリニックの収益は、先生がされる検査と治療からしか発生しないので、先生にお願いする以外にないんです。このままだと、職員の給料も払えません。先生の診療に看護師さんや看護助手さん、事務職員の生活がかかってるんです」

そこまで言われて、はたと気づきました。自分の正義感だけでまっとうな医療をすることは、独善にすぎないということです。クリニックが廃業になったら、医者の私はまた次をさがせばいいけれど、何の資格もない看護助手や事務職員は、簡単には転職できないでしょう。

そう悟り、患者さんの身体に実害のない範囲で、検査や処方を調整するようになりました。もちろん忸怩《じくじ》たる思いを胸に秘めてです。薬も余った在庫を製薬会社か政府が引き取ってくれるならいいですが、クリニックの損失になるなら、やはり使用期限を気にせざるを得ません。

クリニックに限らず、病院でもＣＴスキャンやＭＲＩなど、高価な検査機器を入れなければ患者さんは来てくれないし、検査機器は入れただけでは収益を生みませんから、どうしても過剰な検査になってしまいます。それでたっぷり放射線を浴び、造影剤を使われ、薬をのまされるのは患者さんです。

迷える子羊をさらに迷わせる

老人デイケアのクリニックにいたころ、利用者さんや外来診察の患者さんによく言われたのが、「テレビでこう言うてましたけど」というセリフです。

少し前には「週刊誌にこの薬は使ってはいけない、この手術は受けてはいけないとか書いてましたが」ともよく言われました。

ネットや新聞を含め、世の中には健康食品、がん予防、認知症予防、先進医療の紹介、名医の紹介、病院ランキングなど、医療と健康に関する情報があふれています。よくぞこれだけネタを集められるものだと感心するほど、微に入り細をうがつような内容もあります。これらはまったくのウソではありませんが、針小棒大、我田引水、羊頭狗肉がまかり通っています。

昼間の健康ワイドショーで紹介された食品が、夕方、スーパーの店頭から姿を消すというのも、よく言われたことです。

テレビや新聞や週刊誌が、あの手この手で健康情報を発信するのは、それだけ求める人が多いことを物語っています。メディアも営利企業ですから、できるだけ売れる内容を重視します。勢い、インパクトはあるけれど不正確だったり、わかりやすいけれど極端な例だったり、まだまだ実現の可能性は薄いのにすぐ使えそうな誤解を与えたりして、受け手を惑わせます。

これだけ健康情報が求められるのは、世間の側に不健康な状況であるという自覚があるからでしょう。喫煙、暴飲暴食、睡眠不足、満員電車、過労、排気ガス、人間関係のストレス等々、健康を害し、寿命を縮めるような要素に包囲されているので、健康食品や健康グッズ、あっと驚く裏ワザなどでなんとか健康を維持したくなるのです。

しかし、もともとの不健康な状況を放置して、健康増進に努めるのは、穴の開いたバケツで水をくみ出すのと同じです。まず、穴をふさがなければ。すなわち、バランスの取れた食事、十分な休養と睡眠、適度な運動と気分転換、きれいな空気と節酒禁煙です。それが簡単にはできないので、ますます健康情報が求められるのでしょう。

しかし、与えられるのは売らんがための派手でわかりやすく、医学的な説明もあっていかにも効果がありそうな〝商品〟としての情報です。

医師会や大学教授、医学界の重鎮らが提供する情報もありますが、いずれも人々を医療に誘導するものばかりでしょう。そうしないと医療界は潤いませんから。もし、この検査は受けなくてもいいとか、この治療は必要ないですという医者がいたら、信用してもいいでしょうが、責任問題があるので医者も患者さんを医療から遠ざけることはなかなか言えないのが実情です。

迷える子羊をさらに迷わせる最たるものは、健康食品、サプリメントの広告です。

これらの中には論理的に効くはずのないものが堂々と売られていたり、さも効果がありそうに推奨されたりするので要注意です。

よくあるのが、好感度抜群の俳優やタレントさんが、「○○を何年のんでます。こんなに元気に歩けています」という類いの宣伝です。「○○を飲んでいるから歩けています」とは書いていません。そう書くと公正取引委員会あたりから指導を受けるのでしょう。しかし、見るからに○○のおかげで元気に歩けているのだと感じさせます。ウソは書いていません、誤解するのはそちらの自由と言わんばかりです。

これらの広告には、よく虫眼鏡で見なければ読めないような但し書きが書かれています。絶賛の発言のあとに「個人の感想です」とか、医薬品と謳いながら、実は「第3類医薬品」で、それは『副作用・相互作用などの項目で安全性上、多少注意を要するもの』などの但し書きです。そういうことを書くことが義務づけられているのかもしれませんが、単なるアリバイ作りとしか思えません。

広告を見るときは、大きな文字は無視して、できるだけ読まれたくなさそうな小さな文字に目を凝らすべきでしょう。

「先生のおかげです」のウソ

老人デイケアのクリニックに勤めていたころ、左半身麻痺の患者さんがこんなことを言いました。

「入院してちゃんと診てもらっていたのに、発作が起きたんです。前に頭がふらついて、注射をしてもろたら治ったから、そのときも注射を頼んだんです。そやのに検査をしてからでないとだめやと言われて、注射をせんかったら、その日の晩に脳溢血《のういっけつ》になったんです。あのとき、注射さえしてくれてたらこんなことにはならんかったのに……」

また脊髄麻痺で下半身不随のある人はこう言いました。

「大学病院で心臓の薬をもろとったんです。年末に新しい薬に替わって、年明け早々に小便が出んようになって。けど、正月で病院も開いてないからなんとか辛抱してましてん。そしたら、三日の晩に急に脚が立たんようになって、救急車で運ばれたら、整形外科の医者が薬を見て、アッと言うたんです。ワシが持ってた薬を全部取り上げて捨ててしまいました。そのときの医者の態度がどうも引っかかりますねん。ワシの脊髄麻痺は、薬が原因とちがいますやろか。整形外科の医者はちがうと言うてましたが、同じ病院やから、内科の医者をかばってるんです」

　在宅医療で診察していた患者さんの奥さんはこう言いました。

「脳梗塞の発作は仕方ないと思ってるんです。けど、そのあとがいけませんがな。病院でリハビリもせんとほったらかしやったから、こんなに関節が固まってしもて、着替えもできませんのよ。リハビリは最初が大事なんでしょ。看護師が来てちょこちょことやってましたけど、あんなもんではぜんぜん足りませんわ。やっぱり専門の先生に来てもらわんと。しょうもない病院に入れたばっかりに、取り返しのつかんことになってしまいました」

　医療の結果が思わしくない人の嘆きや苦しみには、とても深いものがあります。そこにはだいたい〝医療ミス〟の疑いがあり、患者さんは泣き寝入りの状態になっています。話を聞くと、許せない、裁判に訴えてでも賠償を求めるべきだ、と思うケースはほとんどありません。医療者の肩を持つわけではありませんが、実際、気の毒ではあるものの、致し方ないと思える場合がほとんどだからです。

　しかし、患者さんには「医療ミスのせいでこうなった」という根強い思いがあり、それがよけいに患者さんを苦しめているようでした。正しい医療を行えば、きっとよくなったという思い込みが、よくならないイコール正しくない医療という疑いを呼び覚ますのでしょう。これも医療幻想がもたらすよけいな苦しみです。

正しい医療を施してもよくならないことがあると、現実を受け入れていれば、結果が悪くても「なぜだ」と感情的にならずにすみます。

また、逆に病気が治ったときに、医者を救い主のように思う人もいますが、これも幻想です。医者が治したように見えても、実際は患者さん自身の力で治った場合が少なくないからです。

ある高齢女性は腰痛で立つこともできませんでしたが、腰椎の牽引と超音波治療で痛みが消え、杖なしで歩けるようにまで回復しました。

「おおきにありがとうございます。先生のおかげです」

「いや、歩けるようになったのは、患者さんにまだそれだけの力が残っていたからですよ」

そう説明しても受け入れてくれず、「いえいえ、先生のおかげです」を繰り返します。

治療の効果をどうしても私の手柄にしたがる患者さんに、はっきり言ったことがあります。

「私はどの患者さんにも同じようにベストを尽くします。あなたにだけ特別な治療をしたわけではありません。それで治る患者さんと治らない患者さんがいるのは、やっぱり患者さんの側に大きな理由があるからではないでしょうか」

そう言っても、患者さんはやはり「先生のおかげ」と思いたいようでした。医者を頼りになる存在と思っているほうが安心なのでしょう。医者が治してくれたと思えば、次に何かあってもまた治してもらえるけれど、自分で治ったと言われたら、次は自分で治さなければならないという無意識の負担も感じるのかもしれません。

病気治療や健康に関して、医者が特別な能力を持っていないことは、医者ならだれでも知っています。多くの同僚や先輩、後輩が、がんになり、脳梗塞になり、パーキンソン病になり、心筋梗塞になり、認知症にもなっているからです。配偶者や子どもを早くに亡くした医者も少なくありません。自分や自分にとって大切な人の病気を治せなくて、どうして他人の病気をすべて治せるでしょう。職業別の平均寿命でも、医者のそれはほかの職業の人より短いといいます。

それでも医者に頼ろうとする人は少なくありません。なぜなのでしょう。

それは、専門家に頼れば安心という幻想があるからではないでしょうか。

医療と宗教

科学が未発達の時代に、世の中で幅を利かせていたのは宗教でした。多くの宗教が人々の信仰を集め、相応の力を保持していました。それが科学の進歩で天地創造や極楽往生などが説得力を失い、現代は科学万能の時代になったように感じられます。

しかし、一般の人はどれくらい科学を理解しているのでしょうか。相対性原理までいかずとも、半導体とか電子レンジの仕組みもわからず、ただ便利だから愛用しているという人が多いのでは？　それは信じて頼るという意味では、宗教と同じだと言えなくもありません。

医療についても同じで、現代医療と宗教はほんとうによく似ていると思います。いや、そんなことはない、現代医療には科学的な裏付けがあるという反論も聞こえてきますが、科学的な裏付けも、時代とともに変化します。たとえば、モーツァルトは高熱に苦しんでいる最中に、瀉血《しゃけつ》（静脈を切開して輸血量に匹敵するほど血を抜く）という乱暴な治療を受けて亡くなりましたが、当時はガレノスの四体液説が医学的な根拠で、瀉血も科学的な裏付けのある医療だったのです。

現代の医療と十八世紀の医療を同一視するのはおかしいといわれるかもしれませんが、現代医療にも不明な点、不合理な点、乱暴な点はいくらでもあって、たとえば点滴は血液を水で薄めることですから、脱水以外には有害で、人工呼吸も酸素を出し入れしているだけで、肺の治療にはまったくなっていないし、高血圧の治療薬もいろいろ種類はあるけれど、患者さんに使うときは当てずっぽうだし、がんの手術も細胞レベルでどこまで広がっているか見極めずに切除しているなど、二十五世紀あたりの医者から見れば、なんと愚かしいと思われることは、枚挙にいとまがないはずです。

それでも現代人は医療が救ってくれると信じています。あたかも念仏を唱えれば極楽に行けるとか、ジハードを闘えば天国に行けるとか、最後の審判でよみがえるとか信じていたように。

かつての聖職者や僧侶が十字架や数珠を持ち、立派な僧衣を身につけ、神や仏の存在をそれらしく語ったのと同様、現代の医者は聴診器やＩＤカードを持ち、白衣をまとい（最近はスクラブ＝襟なし色つきの手術着もはやりですが）、医学的な説明を語ります。立派な教会や寺院の代わりに、今は立派な病院や医療センターが建てられ、威厳に満ちた祭壇や仏壇の代わりに、ものものしいロボット手術やＭＲＩ、粒子線治療などの医療機器が据えられています。そして、ともに多くの信者を集めています。

私は何も現代医療がエセ宗教と同じまやかしだと言っているのではありません。正当な宗教が多くの人を救ったのと同じく、現代医療も多くの患者さんを救っていますし、決してアンフェアなことをしているわけでもありません。医療に頼って安心したい気持ちもわかりますし、専門家から安全な情報を得たい要望ももっともです。

ただ、医療も医学も必ずしも万能ではないし、当てにしすぎると裏切られることもあるということを、忘れないほうがいいということです。

第五章　新しいがんの対処法

がんとは何か

日本人の死因のトップは「悪性新生物《あくせいしんせいぶつ》」、すなわちがんです。がんを予防するにはどうすればいいのか、がん検診でがんは防げるのか、がんになったらどんな治療を受ければいいのか、治療法がないと言われたらどうすればいいのか等、多くの人が頭を悩ませていることでしょう。

これだけ医療が発達しているのに、なぜがんで死ぬ人は減らないのかと、疑問に思う人もいるかもしれません。今や日本人の二人に一人はがんになり、三人に一人はがんで命を落とすといわれていますが、がんの患者さんが増え、がんで亡くなる人が多いのは、ほかの病気で死ぬ人が減って、長生きをする人が増えたからです。すなわち、今の医療ではがんは老化現象のひとつとも考えられているのです。

がんという病気は、正確に言うと上皮細胞（臓器の表面の細胞）が「がん化」したものをいい、上皮以外の細胞、たとえば筋肉や骨の細胞ががん化したものは「肉腫《にくしゅ》」といいます。ほかにも血液細胞ががん化したものには、「白血病」「悪性リンパ腫」「骨髄腫」などがあり、脳と脊髄の場合は、悪性と良性が混在するため、「脳腫瘍」「脊髄腫瘍」とよばれます。

「がん化」というのは、細胞のＤＮＡが変異して、細胞分裂のコントロールが利かなくなり、無制限に増殖して、ほかの臓器に転移する能力を持つ状態になることをいいます。

なぜ、ＤＮＡが変異するのか。それは放射線や発がん物質やウイルス感染や加齢や偶然によって、ＤＮＡのコピーミスが生じるからです。

放射線や発がん物質は、直接、細胞のＤＮＡを傷つけるので、発がんの可能性が高くなります（変異が起こっても必ずがん化するとはかぎりません）。

ウイルスが感染すると、ウイルスの遺伝子がＤＮＡに組み込まれて、がん化につながることがあります。ウイルス感染によって発生するがんには、肝臓がん、子宮頸がん、白血病の一部などがあります。

加齢によってコピーミスが起きるのは、何度も細胞分裂を繰り返すからです。ミスの可能性が低くても、繰り返せばいつかミスが起こります。ですから先ほど述べた通り、がんは老化現象の一部とも捉えられているのです。

偶然に起こるＤＮＡの変化はいわゆる突然変異です。この場合も必ずがん化するわけではありません。

むかしからがんの原因が議論され、放射線説、発がん物質説、ウイルス感染説、突然変異説がしのぎを削っていましたが、結局、どれも正しかったというのが結論です。

がんの研究が進んだおかげで、何がわかったかというと、がんに関してはまだまだわからないことがたくさんあるということです。

なぜがんで死ぬのか

同じ細胞分裂のコントロールが失われても、転移する能力を持たないものは、「良性腫瘍」と呼ばれます。がんは人を死に導くので「悪性腫瘍」と呼ばれます。

「腫瘍」というのは、腫れ物・痼《しこ》りのことで、それができただけでは人は死にません。

がんは転移するから死ぬのだと言う人もいますが、たとえば骨に転移しても人は死にません。同様に、肺や脳や肝臓に転移しても、それだけでは命に関わりません。転移巣《てんいそう》（転移そのもの）が増大して、臓器の機能が奪われることによって、死に至るのです。

命に関わる臓器としては、肺、脳、肝臓、心臓、腎臓があります。ただし、心臓や腎臓にはあまり転移しません。小腸にも転移しませんし、大腸や直腸にはがんはできますが、ほかのがんが転移してくることはまれです。

重要臓器に転移がなくても、がんが命を奪う場合があります。「悪液質《あくえきしつ》」と呼ばれるもので、これはがん細胞から分泌されるサイトカインという物質の影響で、食欲が落ち、エネルギー代謝が亢進して、全身が激しく消耗する状態です。タンパク合成が阻害され、筋肉の細胞が破壊されて、やせ衰えて死に至ります。

サイトカインは「生理活性タンパク質」とも呼ばれ、免疫や感染予防、創傷治癒などに重要な働きをする物質で、いろいろな種類があり、がん細胞を死なせる「腫瘍壊《え》死《し》因子」なども含まれます。がん細胞が分泌するサイトカインは消耗性のもので、これが「悪液質」を引き起こすのですが、がんの増殖をコントロールする以外に抑制はできません。

サイトカインは身体を守るのに重要な物質ですが、出すぎるとサイトカイン・ストームという恐ろしい状態になり、自分の細胞を攻撃して多臓器不全を引き起こします。サイトカインの分泌が盛んな若い人に多いのが特徴で、インフルエンザや新型コロナ肺炎で、若い人が亡くなるのはたいていこれです。

食欲がなくなり、口から栄養が摂れないのなら、点滴で補えばいいと思うかもしれませんが、いくら血液にカロリーを入れても、細胞での利用が阻害されているので、意味がありません。むしろ腎臓と肝臓と心臓に負担をかけるだけなので、悪液質の場合は高カロリー輸液などは勧められません。

この状態になると、周囲の家族などはなんとか栄養を摂ってほしいと思い、あの手この手で食べさせようとしますが、ほとんどの場合、逆効果です。私も若いころ、知人が直腸がんの末期になったとき、少しでも食べやすいものをと、ゼリーやプリンを見舞いに持って行きましたが、ガリガリにやせていながら知人は呻《うめ》くようにこう言いました。

「食事を腹いっぱい食べて、もうこれ以上入らん、食べたら苦しいというときがあるやろ。あのときの気分やねん」

それで私も食べるものを持って行くのをやめました。

がんの四大治療法

がんの四大治療法は、外科手術、抗がん剤、放射線治療、免疫療法です。

このうち、外科手術と放射線治療は局所治療（がんのある部分の治療）、抗がん剤と免疫療法は全身治療（全身に行き渡らせる治療）に分類されます。

私が外科医として働いていた一九八〇年代には、まだ免疫療法は一般化されておらず、もっぱら手術と抗がん剤の治療が主流でした。外科医の感覚では、がんは手術で取り切れば治るけれど、そうでなければいずれ再発して死ぬと思っていました。

ですから、はじめから転移がわかっている患者さんは、根治手術の対象にはなりませんでした。どこかに転移があるということは、がん細胞が原発巣《げんぱつそう》からすでに散らばっているということですから、見えている腫瘍だけ切除しても再発の危険を免れないからです。

外科医にとって、がんの手術の最大の問題は、がん細胞が見えないということです。がんは細胞レベルで広がっているので、大きめに切除しなければならない。しかし、大きく取りすぎると、手術のせいで患者さんが亡くなったり、手術後に寝たきりになったりする。どこまで切除すればいいか、細胞レベルでがんが見えないため、取りすぎたり、取り残したりするわけです。

これは放射線治療でも同じで、放射線を照射する範囲が広すぎたり、狭すぎたりします。

放射線治療は日本人の放射線アレルギーのせいか、外国に比べて治療を選ぶ患者さんが少なめですが、がんによっては放射線治療が有効なものもあります（食道がん、喉頭がん、舌がん、前立腺がん、子宮頸がん、皮膚がんなど）。しかし、全身に放射線を照射するわけにはいきませんから、転移がある場合は完治はむずかしいでしょう。

最近では、重粒子線治療（炭素などの重粒子線を使うことで、放射線より副作用が少なく治療効果が高くなる）や、ＢＮＣＴ（ホウ素中性子捕捉療法＝ホウ素と中性子の核反応を利用して、がん細胞のみを破壊する）などの新療法も放射線科の治療として行われています（まだまだ有効ながんは少ないですが）。

抗がん剤で注目されるのは分子標的薬で、これはがん細胞にのみ含まれる分子を阻害するため、正常細胞には影響を与えにくいというものです。しかし、特定の分子を持つがんにしか効かず、それはがんの遺伝子変異で決まるので、どのがんにも有効というわけではありません。たとえば、乳がんの分子標的薬「ハーセプチン」が有効な遺伝子型を持つ乳がんは全体の三分の一で、ハーセプチンの有効性は五〇パーセントですから、乳がん患者さんの六人に一人しか効かないことになります。また、肺がんの特効薬として期待された分子標的薬「イレッサ」は、間質性《かんしつせい》肺炎という致死率の高い合併症を起こし、多くの患者さんが亡くなっています。

それでも抗がん剤治療の進歩はめざましく、あとで述べる「がんとの共存」という新戦略を実現したのはすばらしいことです。

免疫療法は、がん細胞がもともと持っている「免疫チェックポイント」という免疫の攻撃を避けるための分子を阻害することによって、自分の免疫でがん細胞を攻撃する治療法です。

この療法のよい点は、自分の免疫を使うので、副作用が少ないことと、全身に転移していても治療可能なことです。そう書けば夢の治療のようですが、今のところはまだ有効ながんはさほど多くありませんし、副作用もゼロではありません。

代替療法とインチキ治療

代替療法というのは、いわゆる民間療法のことで、断食を含む食事療法や、がんに効果があるといわれるサプリメント（フコイダン、アガリクスなど）、漢方薬や鍼灸《しんきゅう》、カイロプラクティックやアーユルヴェーダ、ホメオパシーなどがあります。いずれもがんそのものには治療効果はありませんが、治るかもしれないという希望（実際は空手形ですが）を持つことで、身体や心のつらさを一時的に軽くする効果はあるかもしれません。

がんになったら、だれしもできるかぎりの治療を望むのは当然です。少しでも効きそうな治療をあれこれ試したくなる気持ちもわかります。その思いにつけこむのが、商売としての代替療法です。「がんに効く」「がんが消えた」「ステージ4の患者が生還」「末期がんを克服」などの誘い文句で、インチキ治療を売りつけるのは、ほんとうに卑劣だし、あくどいと思います。

がんになったら「標準治療」を受ける。これがもっとも安全な選択です。標準治療は多くのデータの積み重ねで検証され、医学的にもっとも効果が高いと推奨されるものだからです。

ところが、「標準」という言葉を、スタンダードクラスと誤解して、標準ではいやだ、スーペリアとか、エグゼクティブなどもっとランクの高い治療を受けたいと望む人がいますが、そういう治療は存在しません。

そんなものを求める人がいるので、口のうまい代替療法商法があとを絶たないのだと思います。中には医者が堂々と関わっている代替療法もあるので要注意です。特に油断ならないのが、「免疫細胞療法」といわれるものです（まぎらわしいですが、「免疫療法」

とは別物です）。これは患者さんの血液から、免疫に関わる細胞を取り出し、一週間ほどで約千倍ほどに増殖させ、ふたたび体内にもどすというものです。強力な免疫が働くように思えるかもしれませんが、そもそもがん細胞は前述の通り、免疫の攻撃を免れるための「免疫チェックポイント」を持っているのです。これを放置したまま、免疫細胞をいくら増やしたところで、がんを攻撃することはできません。

ほかにも、がんワクチンなどもありますが、今のところ有効性は証明されていません。これらの療法はすべて自由診療なので、医療保険が使えず、治療費は医者が自由に決められますから、きわめて高額です。こういうところにすがるのは、だいたい標準治療で治療の余地がなくなった患者さんです。藁にもすがる思いなのでしょうが、偽の希望にだまされて、みすみす少なくないお金を無駄にするのは、誠に痛ましいことです。

がん告知のメリット・デメリット

かつて日本では患者さんにがんの病名を告げることはタブーでした。今の若い医者や医学生にすれば、あり得ないと思えるでしょうが、私が医者になった一九八〇年代はそうでした。がんイコール死の宣告と受け取られていたので、患者さんがショックを受けないようにするためです。

つまり、患者さんのためを思って告げないほうがいいと判断していたのですが、当然、がんは進行し、体調も悪くなってきます。患者さんは不安になり、やっぱりがんではないかと疑心暗鬼に陥ります。それで家族や主治医に確かめますが、相変わらずがんではないと言われ、その場は安心しますが、病気はよくならず、それどころか食べられなくなり、やせてきて、自分でも死が近いことがわかります。やっぱりがんだったんだ、自分はだまされていたんだと知り、医者や家族への信頼がもっとも必要な人生の最後に、だれも信じられないという過酷な状況に陥ります。目先の優しさが、あとで大きな悲劇を生み出すという好例です。

だったらすべて告知すればいいのか。今はそれがふつうになりましたが、それは患者さんの側にある程度、心の準備ができている場合でしょう。さらには今はがんでも必ず死ぬわけではないので、告知も以前ほど深刻なものでなくなっているようです。

「告知」という言葉は「告げて知らせる」ということですから、実態の通りなのですが、どこか冷酷な響きもあって、患者さんの中には不快感を抱く人もいるかもしれません。

告知することのメリットは、患者さんがつらい治療を受けるのに、ある種の納得と覚悟が得られることです。そして、何より医療者や家族がウソをつかなくていいということです。患者さんも疑心暗鬼に陥らないですみますし、最後の最後に裏切られたと嘆く心配もありません。

告知のデメリットは、やはり治療の効果が思わしくないとき、死を意識せざるを得なくなることでしょう。患者さんによっては、再発した、新たな転移が見つかった、腫瘍マーカーが上昇したなどの悪い結果を、もう聞かせてくれるなと言う人もいます。そういう人にどう対処すべきか。ウソは御法度だし、検査をして何も言わなければ、悪かったんだなと悟られるでしょう。事実と向き合うには、やはり強い精神力が必要です。

実はがんで死ぬことにもよい面はあるのですが、一般にはなかなか理解されません。医者の希望する死因の一位はがんであることからもわかることですが、詳しくは前著『人はどう死ぬのか』に書きましたので、気になる方は参照してください。

がん検診のメリット・デメリット

今やがんは決して、珍しい病気ではありません。だから、がん検診を受けて、早期発見に努めましょうというのが、厚労省や医師会のスタンスです。

しかし、がん検診にもメリットとデメリットがあります。

メリットは自覚症状が出る前にがんが見つかって、命拾いするということです。しかし、そのがんは自覚症状が出てからだと、必ず手遅れになるのでしょうか。そんなことはありません。症状が出てからでも助かるがんはいくらでもあります。ですが、やっぱり早く見つけるに越したことはないというのが、一般の人の感覚でしょう。

そのせいか、最近では線虫を使って尿からごく初期のがんが見つかるという検査もありますが、がんは最低でも五ミリ程度の大きさにならないと発見できませんから、それまで検査をしまくって、どこかにあるがんをさがしながら生きるのは、つらいものがあるのではないでしょうか。

がん検診のデメリットは、まずは過剰診断です。検診をする側としては、見落としをもっとも警戒しますから、少しでも異常があれば、「要精密検査」の判定を下します。医者は「たぶん大丈夫だろうけれど」と思いながら判定しますが、受診者への報告にはそうは書かれませんから、報告を受けた人は青ざめます。それでまた病院に行って、診察を受け、検査の予約を取り、検査を受けて、また結果を聞きに行かなければなりません。そのたびに長い待ち時間に苛立ち、すぐに結果が出ないことに苛立ち、やっぱり大丈夫だったとわかればほっとする反面、無駄な時間とお金を費やしたことに苛立ちます。

厚労省が勧めるがん検診は、胃、肺、大腸、乳房、子宮頸部の五つだけですが（男性は三つだけ）、ほかにもがんになる臓器は十指に余るほどあります。毎年、まじめに検診を受けていても、ほかのがんになったら悔しい思いに駆られるでしょう。

さらには検査被曝の問題もあります。胸部X線撮影はまだしも、マンモグラフィーや胃のバリウム検査などは、かなりの放射線を浴びます。それによってがんが発生するリスクもあって、日本人のがん患者さんのうち、三十人に一人は検査による被曝が原因と言われています。

私自身はがん検診は受けたことがありませんし、妻も同様です。医者の友だちにも、がん検診を毎年受けている者はほとんどいません。医者は立場上、がん検診を受けるよう勧めますが、自分は受けていない人が多いのです。

なぜなら、毎年がん検診を受けることの無駄をよく知っているからでしょう。体調に注意していれば、症状が出てから治療しても助かるがんは多いし、そもそも二人に一人ががんになるということは、二人に一人は生涯、がんにならないということで、その人にとっては、毎年受けるがん検診はすべて無駄ということになります。

誤解のないように書き添えますが、私はがん検診は受けなくていいと言っているのではありません。がん検診には無駄な側面があるという情報を提供しているのです。がん検診を勧める側はマイナス面をほとんど口にしませんから。

私はがん検診を受けないことで無駄を省いていますが、そのせいで手遅れのがんになる危険性もあります。それは致し方ないと思っています。

治らないけれど死なないという状況

私が外科医をしていたころは、がんは治るか死ぬかのどちらかでした。治るのは手術でがんが取り切れた場合、死ぬのはそれ以外で、抗がん剤の治療も行われていましたが、抗がん剤でがんが治ることはありませんでした。

医者が「この抗がん剤が効きます」と言うと、患者さんは「これで治るのだな」と思いがちですが、そうではありません。「効く」というのは、がんの増殖を抑えるという意味で、身体の中からがんがなくなるという意味ではありません。その証拠に、「これで治るのですか」と聞くと、医者はたいてい「それは治療してみなければわかりません」などと言って逃げます。抗がん剤でがんが治る（身体から消える）ことは、一般的にはないのです。

そう言うと絶望的な気分になるかもしれませんが、医療は進歩しています。今はがんの治療には、治るか死ぬかに加え、第三の道が拓《ひら》けてきたのです。それは治らないけれど死なないという状況です。これは抗がん剤治療を専門にする腫瘍内科（病院によっては化学療法科）の勝利です。

かつて腫瘍内科は敗戦処理投手のように思われていました。なにしろ抗がん剤ではがんは治らないのですから。ところが、抗がん剤治療が進歩して、がんは完全には治らないけれど、それによって命を落とすことのない状態を続けることが可能になってきたのです。いわゆるがんとの共存です。死ぬのはほかの病気、あるいは寿命ということです。

かつては医者もがんの患者さんも、とにかくがんを治したいと思い、徹底的にがんを撲滅しようとして強い治療をしていました。そのため逆に患者さんが体力を失い、命を縮めることがままありました。そこで徹底的に治療するのではなく、ほどよいところでやめてようすを見るという戦略に変わったのです。

死ななければがんも通常の慢性疾患と同じです。ただ、今のところはまだがんは恐ろしい、とにかくがんを治したい、がんから解放されたいと望む人が多いので、勢い強い治療を求めたり、悲観的になったりしますが、がんでもすぐ死ぬわけではなく、あまり長生きしすぎずに、適当なところで死ねるという事実が広まれば、それほどがんに神経質になる必要もなくなるでしょう（私の父は八十五歳で前立腺がんになったとき、「しめた！　これで長生きせんですむ」と喜びました。詳しくは幻冬舎新書の『人間の死に方　医者だった父の、多くを望まない最期』に書いています）。

がん患者さんの看取り方

医療が進歩したと言っても、やはりがんで亡くなる患者さんも少なくありません。

大事な人が亡くなるのはとてもつらいことですが、しっかりと事前に情報を集め、心の準備をしておかないと、いたずらに死にゆく人を苦しめ、あとで己の行為を悔やむことになります。

特にがんの患者さんが亡くなるときは、たいてい悪液質になっていますから、状況を理解しない家族は、無理に食事を摂らせようとしたり、点滴や注射や酸素マスクを求めたりして、患者さんを苦しめます。何かせずにはいられない気持ちはわかりますが、悪液質になった患者さんには、静かに見守ることがもっとも楽な方法です。しかし、前もってしっかりと心の準備をしておかないと、なかなかむずかしいでしょう。

医療は死に対しては無力です。それどころか、よけいな医療は死にゆく患者さんを苦しめるばかりです。よけいな医療というのは、死を遠ざけようとする処置です。

こういうイヤだけれどほんとうのことを、医療者がなかなか口にしないのは、患者さんや家族から「見捨てるのか」「あきらめろと言うのか」と非難されかねないからです。

「まだ治療の余地があります」とか、「なんとか別の方法を試してみましょう」などと言う医者も、内心では何もしないほうがいいんだけれどと思っているというのが、ほんとうのところです。

一方、死にゆくがん患者さんに必要な医療もあります。それは痛みをコントロールするために医療用麻薬の使用です。モルヒネが主ですが、ほかにも人工麻薬のフェンタニルやオキシコドンなどもあります。飲み薬や持続注射、座薬や貼り薬もありますから、患者さんの状態に応じて使用できます。

麻薬というと、中毒や副作用を恐れる人もいますが、死にゆく人に中毒の心配をするのはナンセンスですし、使用量をまちがわなければ副作用で命を縮めることはありません。

いや、親戚のだれそれは麻薬を使ったらすぐ亡くなったというようなことを言う人もいますが、それは麻薬の副作用で亡くなったのではなく、麻薬を忌避するあまり、亡くなるギリギリまで使わずにいたから、使ったらすぐに亡くなったように見えるだけです。

麻薬は怖いなどという思い込みで、がんの末期で痛みに苦しんでいる患者さんを我慢させるほど、愚かで残酷なことはありません。

私ががんになって最期を迎えることになれば、早々に医療用麻薬を開始してもらって、麻薬の安楽なもうろう状態で、この世とお別れしたいと思います。

第六章　〝死〟を先取りして考える

上手に死ぬ準備

近い将来、だれでも必ず死ぬのですから、そのための準備をすることは、いつ来るともしれない地震や津波に備えるよりも大事ではないでしょうか。

常々私はそう発言し、そのための情報提供もしてきましたが、まだまだ目を背けたまま何の準備もしていない人が多いようです。最後は病院に行けばいい、医者に任せればなんとかしてくれる、そんな不吉なことは考えたくないなどと思っている人です。

上手に死ぬためには、まず死を受け入れることが大事だと前著に書きましたが、その死を受け入れるというのがむずかしいのだというご意見をたくさんいただきました。何も今すぐ受け入れろと言っているのではなく、死に瀕したらということですが、それもやはりむずかしいのでしょう。

理由は簡単。人間は本能的に死を拒むようにできているからです。むかしはそれでも特段、問題はありませんでした。あまり苦しむ前に、自然が死をもたらしてくれていましたから。ところが医療が発達したせいで、いつまでも死を拒んでいたらたいへんなことになる時代になっているのです。

死が世間の目から隠されてしまったことも問題です。家で亡くなる人が多かったころは、死は日常の一部で、深い悲しみはあるものの、自然なものとして受け入れられていました。しかし、今、死は非日常で、あり得べからざるもののように拒絶されています。メディアでも、死は絶対悪で全否定すべきものという論調がもてはやされます。そこに理性は感じられません。

死を受け入れるためには、長生きの苦しみや、終末期医療の悲惨を見るのがいちばんですが、ふつうの人にはその機会はまれでしょう。高齢者施設の職員で、過剰な長生きを肯定し、自分もそうありたいと思っている人はまずいないでしょうし、医療者も最後の最後まで病院で医療を受けたいと思っている人は少ないはずです。両者とも適当なところで死ぬことの大事さ、快適さ、効率のよさを実感しているからです。自分が死ぬときは、医療の手を離れ、自宅や施設で自然な最期を迎えたいと思っている人が大半だと思います。

あのとき死んでいれば・その1

私も自分のこととして、上手に死ぬための準備をしているつもりですが、実際はどうなるかわかりません。あれだけ延命治療は無駄、無意味、有害と言いながら、気づいたらチューブだらけで機械で生かされている状態になっているかもしれません（そうなったら大いに嗤《わら》ってやってください）。

上手に死ぬための準備は、もっぱら病死を含む自然死を前提にしていますが、そううまく死ねるともかぎりません。

たとえば、先日、私は自転車で走行中、出会い頭の事故であわや死ぬかもという状況になりました。大阪市内の信号のない四つ辻で、スピードを落としつつ右を見て、左を見ようとした瞬間、左から来たワゴン車と衝突したのです。

あっと思った直後、一瞬、意識がなくなり、気がつくとアスファルトに自転車ごと倒れていました。どれほどの怪我かわからないので、まず手を動かし、肘を曲げて、腕の骨折がないことを確かめ、大きく息を吸って肋骨の骨折もないことを確かめ、次いで太ももと足首を曲げ伸ばしして、骨折のないことと、脊髄損傷のないことを確認して、ほっと一息つきました。どこか痛いところはないかとさがすと、ズボンの膝頭が破れていて、血が滲んでいました。しかし、膝蓋骨《しつがいこつ》は無事のようだったので、手を突いて身体を起こすと、立ち上がることもできました。自転車も前輪の一部が歪んでいましたが、さほどの変形はないようでした。

ワゴン車を運転していた女性が車を止め、青い顔で駆け寄って来ましたが、たいした事故ではなかったので、「大丈夫です」と言うと、「申し訳ございませんでした」といきなり土下座したので驚きました。「警察を呼びます」と言うので、「いや、けっこうです」と断りました。私も次の予定があって急いでいたからですが、このままその場を離れると女性はひき逃げになるので、警察を呼ぶべきだったとあとで知人に叱られました。

それからふと思ったのですが、もしもあのとき、即死していたらどうだったのか。あそこで私の意識が途絶え、その後は何もない。であれば、これほど楽な死に方はないのではないか。

周囲の人間は、まだ若すぎるとか、やり残したことがあるだろうにとか、あまりに運が悪いとか、中にはざまあみろとか、いろいろ言うでしょうが、死んだ私本人は何もわかりません。悔しがることも、未練を感じることも、家族や友人との別れを惜しむことも、ましてや相手の運転手を憎むこともないでしょう。

死とはそういうもので、あれこれ思うのは周囲の人間だけ。本人には何もわからない。つまり、よく言われる通り一人称の死はないということです。

あのとき死んでいれば・その2

もうひとつ、私事で恐縮ですが、母にも似たような感慨を抱いたことがあります。父が亡くなったあと、母は独り暮らしを続けていて、八十九歳のときに自宅で転倒し、大腿骨の頸部を骨折しました。救急車で病院に運ばれたあと、全身麻酔で整復の手術を受けました。

事前の説明では、手術は一時間くらいで終わるとのことでした。私は妻と病室で待っていましたが、予定の時間がすぎても母は手術室から出てこず、二時間がすぎても何の連絡もありませんでした。大腿骨骨折の整復はさほど危険な手術ではありませんですが、まれに血栓が脳に飛んで脳梗塞を起こしたり、脂肪塞栓といって骨折面から遊離した脂肪組織が血管内に入って、肺動脈を詰まらせて呼吸不全を引き起こしたりということもあり得ます。

さらに私は元麻酔科医でもあったので、高齢者の全身麻酔に潜む危険性——覚醒遅延、致死性の不整脈、血圧低下、心筋梗塞、脳出血、気管支けいれん、悪性過高熱《あくせいかこうねつ》、ショックなど――も十分に承知していました。知識がある分、心配のタネは尽きず、あれこれ想像しながら待つのはつらいものでした。

これだけ時間がかかっているということは、もしかして医療ミスがあったのかという不安が、ふと湧き上がりました。医療者としてあってはならないことですが、人間のやることですからミスはゼロにはできません。運悪く母がその犠牲にならないという保証はどこにもない。

不安が妄想を呼び、それがまた不安を煽るという悪循環の中で、万一のことにも心の準備をしなければと思っていたとき、ふと、こんな考えが浮かびました。

もしも母がこのまま亡くなったとしたら、これほど楽な死に方はないのではないか。母は骨折の手術を受けるというつもりで麻酔をかけられ、意識を失い、そのまま帰らぬ人となる。家族は想定外のことに驚き、悲しみ、納得できない思いに駆られるけれど、当の母自身はまるで死の恐怖も死後の気がかりもなく、この世を去ることができる。

それまで、母は私たち夫婦にいろいろ世話になることを申し訳ながり、老いて不如意が増えることを嘆き、目も耳も悪くなって、テレビもよく見えず、本も読めず、会話にも参加できないことを悔やんでいました。年齢に不足はないから、早くお迎えが来てほしいと何度も繰り返していました。それなら、今、何の煩いもないまま死を迎えることは、決して悪いことではないのではないか。

不測の事態や医療ミスで母親が死ぬことを肯定するとは、なんという親不孝、というのが常識的な反応でしょう。手術中の事故で亡くなるなんて、ぜったいに受け入れられない、そう思うのがふつうでしょう。でも、よく考えてみてください。いつかは必ず何らかの形で訪れる死なら、この年齢でこの状況なら、本人も知らないうちに最期を迎えるのも、決して悪くないはずです。何事にもいい面と悪い面がある、死にもいい面があるというのはそういうことです。

（母は高齢のせいで麻酔の覚醒が遅れたため、なかなか病室にもどれなかっただけで、幸か不幸か無事に退院することができました）

胃ろうとCVポートの悩み

ご存じの方も多いでしょうが、胃ろうとは口から食事ができなくなった人に、腹部に開けた穴から胃に直接シリコンチューブを差し込み、それを固定して、点滴のように流動食を胃に直接送りこむようにしたものです。

CVポートというのは、高カロリーの点滴を入れるため、心臓の近くの静脈（中心静脈）に通したカテーテルに、点滴の針を刺せるように前胸部の皮下に埋め込むシリコン製の小容器です。これがあると、絶食でも必要なカロリーを補うことができます。

胃ろうやCVポートが必要になるのは、嚥下《えんげ》機能が低下して、誤嚥《ごえん》性肺炎の危険性が高まったときや、老衰で極度の食欲不振に陥ったときなどです。

先日、私の本をよく読んでくれている知人の女性から、相談のメールをもらいました。九十三歳の母親が、転倒して大腿骨を骨折し、手術はうまくいったけれど、その後、食事もほとんど摂らなくなって、医者から胃ろうかCVポートを勧められたというのです。そうしないと命の保証はできないと。

私はできるだけ彼女の気持ちを汲むようにして、それでも何もしないで見守るのがいちばんだと伝えました。しかし、弟さんの意向もあって、最終的にCVポートを受け入れたようでした。その女性からのメールには、胃ろうなどを勧めないと書いた私の本は、結局、我がこととして読んでいなかった、身に迫って考えていなかったことに気づかされたとありました。頭でわかったつもりになっているのと、実際の心の準備は別物ということでしょう。

だれでも超高齢になれば食欲がなくなり、人生の最終ステージに近づきます。それは自然な経過ですが、医療が発達した現代では、そう簡単に自然のままにはさせてくれません。

近代までは口から食べられなくなれば、穏やかに最期を迎えていましたが、今は多くの家族が無理にでも食べさせようとします。日本では家族愛と捉えられていますが、欧米では虐待と見なされます。

しかし、医者から「胃ろうかCVポートをしなければ、このまま亡くなります」と言われれば、つい「お願いします」と言ってしまうのも人情でしょう。「わかりました。それでけっこうです」とは、よほどふだんから心の準備ができていないと言えません。

胃ろうやCVポートで引き延ばされる命は、当人にとっても家族にとっても過酷なものです。下の世話から床ずれ予防、喀痰《かくたん》の吸引、あちこちの疼痛《とうつう》ケア、関節拘縮《こうしゅく》の予防に清拭《せいしき》、口腔《こうくう》ケア、唾液の誤嚥防止、胃ろうから入れた流動食の逆流予防など、する側もされる側もつらいフルの介護が必要となります。長引けば経済的な負担も無視できません。そんな人生の最後の最後に、不自然な医療行為を施して、未練と執着と愛情で苦しむ必要があるのでしょうか。それなら元気なうちに悔いのないよう十分なことをしておけと言いたいです。

医者がなぜこんな無益で望ましくない方策を提案するのかというと、それをしないと怠慢だとか、高齢者は死ねと言うのかなどの批判が渦巻きかねないからです。

死を容認することは本能に反することですし、少しでも命を延ばす手立てがあるなら、すべて試すべきだというのが一般的な感覚かもしれませんが、そのことで死にゆく人によけいな苦しみを与えてもいいのでしょうか。

臨終間際の人工透析

老衰の人は食欲を失って亡くなるとはかぎりません。消化機能はまだ残っているのに、腎機能が先に寿命を迎える場合もあります。

この場合は、人工透析をすれば生きながらえることができます。心機能や呼吸機能などに余力がある場合は、人工透析で余命を延ばす意味はあるでしょうが、老衰に近づいている場合は、人工透析すべきかどうか、悩ましい状況になります。

高齢者の腎機能が低下してきたら、医者は家族に「人工透析をしなければ亡くなる危険性が高いです」と言います。家族は「それならお願いします」と答えるでしょう。しかし、人工透析は決して楽なものではなく、長時間、身動きできず、吐き気や疲労感、筋肉のけいれんなどもあり、苦痛の多い処置です。

家族はわずかでも命を延ばしたいと思うでしょうが、人工透析をされる本人は徒《いたずら》につらい時間をすごすことになります。

老衰で腎機能が低下した場合は、それはもう身体全体の寿命だと受け入れ、穏やかに見送ってあげるのが死にゆく本人のためですが、なまじ人工透析という延命手段があるため、無用な未練が生じてしまいます。

本人が望めばまだしも、家族の希望だけで人工透析をするのは考え物だと思います。

穏やかな死を阻むもの

二〇二三年三月、世界的な音楽家、坂本龍一氏が亡くなりました。享年七十一。多くの人が早すぎるとその死を悼んだことでしょう。

坂本氏は二〇一四年に中咽頭がん、二〇二一年に直腸がんであることを公表し、肝臓や肺への転移を含め、六回もの手術を受けたとのことです。その治療が延命につながったのか、あるいは逆に余命を縮めたのかはわかりませんが、報道によれば闘病の最後に家族や医師にこうもらしたそうです。

「つらい。もう逝かせてくれ」

なんと痛ましいことでしょう。もちろん、本人は生きることを望み、医療者も家族もそれに協力したのでしょうが、結果的には坂本氏自身を苦しめることになってしまったようです。

では、どうすればよかったのか。責任を持って、こうすればよかったのだと言える人はいないでしょう。医療には不確定要素がつきものですし、うまくいったとしても、それはたまたまの可能性が高いのですから。同じようにしても、だれもがうまくいくとはかぎりません。

ただ言えることは、あまり死に抵抗すると、無用の苦しみを強いられる危険性が高いということです。

だれしも若いうちは死にたくないので、死を受け入れられず、医療の力で死を免れたいと思うでしょう。治る病気はもちろん治してもらえばいいし、治らなくても延命できるなら命を延ばしてもらえばいい。しかし、いったん死が避けられない状況になったら、よけいな医療はせずに、自然に任せるのがもっとも穏やかな最期を迎えられます。

このことは坂本龍一氏も気づいていたのではないでしょうか。「もう逝かせてくれ」というのは、何もしないでくれというのと同じです。死を阻むためつらい医療を受ける本人は、あるところでそう望むのがふつうです。自分でもいよいよ最期だというとがだいたいわかるし、医療が死に対して無力であることも身をもって体験するのですから。

ところが、家族はちがいます。大切な身内に死んでほしくないという思いは当然のことですが、それは見方を変えれば、家族の切なる願い、強い要望であると同時に、酷な言い方かもしれませんが、欲望と執着、すなわちエゴです。心から身内を思う気持ちを、エゴだなどと言われたくない。そう思う人も多いでしょうが、果たして死にゆく本人はそれを喜んでいるでしょうか。

「人生の最後の最後に、苦しい思いをさせられたけれど、それはわたしのことを思ってのことだね。ありがとう」などと言って、この世を去った人がいるでしょうか。

親の死に目にできるだけの治療をと願い、医者に無用な医療——人工呼吸や心臓マッサージ、点滴や酸素吸入、投薬や場合によっては輸血やカウンターショックなど――を頼んだ人は、次に自分が死ぬとき、子どもたちから同じことをされてはじめて、ああ、自分は最後の最後に親を苦しめたんだなと気づくでしょうが、手遅れです。

医療者も正直に、「亡くなるときには何もしないほうがいいですよ」と言えばいいのですが、下手に言うと、また「患者を見捨てるのか」「医者の義務を果たしていない」「最後までベストを尽くせ」などの批判が渦巻くので、精一杯、命を引き延ばしているフリをせざるを得ないのです。

死の直前の医療行為が、本気で必要だと思っている医者がいたら、それはくちばしの黄色いヒヨコ医者か、現実を見ない空想的理想主義医者でしょう。

死期を悟ったら、老象が象の墓場に向かうように、従容と死を受け入れることがもっとも自然で安楽にちがいありません。町中にあれほど多いスズメやハト、カラスや野良猫の死骸が滅多に見られないのは、いつまでも日常に執着などせず、死期を悟ったら死に場所に身を隠すからではないでしょうか。

病気になったとき、治る病気は医療で治せばいいし、老化予防のための努力もまっとうなものは続ければいいでしょう。しかし、死が迫ったときは、何もせずに受け入れる。そう心得ておくことが、よけいな苦しみを避ける秘訣であり、同時に生きている今という時間の貴重さを実感するよすがになるはずです。

今を無駄にせず、できる範囲でベストを尽くし、精一杯生きたという実感が持てれば、泰然と死を迎えるのもむずかしくないと思います。こんなふうに書きながら、私自身、それができるかどうかは当然ながら、不明ですが。

安楽死禁止の国

穏やかな最期を迎えることを考えるなら、当然、安楽死も視野に入れる必要があります。

安楽死については賛否両論で、賛成派は避けがたい苦しみから免れるために必要であり、自分の最期は自分で決める権利があると主張し、反対派は望まぬ安楽死が行われる危険性や、安楽死が美化されて社会的圧力が増大するとか、すべりやすい坂だとか、死んでもいい命はないなどの主張で反対しています。

坂本龍一氏の「もう逝かせてくれ」は、受け取りようによっては安楽死の希望にもつながります。

私自身は軽々に安楽死を容認することには反対ですが、悲惨な現場の経験から、選択肢としての安楽死は必要ではないかと考えています。激しい苦痛に苛まれながら、医療の手を尽くしてもどうにも免れさせることができないとき、だれが見てもどこから見ても、安楽死させてあげたほうがいいという状況は厳然として存在します。

安楽死反対派の人が、自らそんな状況に陥ってもなお、「死んでいい命はない」と言えれば立派ですが、我慢の限界を超えればやはり、「お願いだから死なせてくれ」と言うのではないでしょうか。

二〇二二年九月に映画監督のジャン＝リュック・ゴダール氏が安楽死を遂げたことについて、ある新聞に掲載された倫理学の教授のコメントにはあきれました。安楽死の意思表示があってもそれは本心でない場合があるとか、安楽死を容認すると周囲が早合点する危険性があるとか述べたあと、「緩和ケアの発達によって、終末期のつらい症状はほぼ取り除ける」と、無責任きわまりない発言をしているのです。どこまで医療を過信しているのかと開いた口がふさがりませんが、仮に額面通り受け取るとしても、「ほぼ取り除ける」ということは、取り除けない場合もあるわけで、安楽死はそういう人のために選択肢として必要なのです。

チューブと機械を取り付けられ、浮腫と黄疸と出血と下血と吐血で悲惨な状況になる延命治療を中止する尊厳死も、選択肢としてはぜったいに必要です。

安楽死や尊厳死を否定したがる人の心の奥底には、やはり死の絶対拒否という硬直した思いが横たわっているような気がします。絶対拒否は思考停止で、あらゆる状況が起こり得る現場では役に立ちません、というか有害です。

安楽死法がない日本は、見えない〝安楽死禁止法〟が布《し》かれているのと同じです。苦しみながら死んでいった人は何も言いません。無駄な苦しみを味わって、悲惨な時間を長引かされて、その苦しみを経験していない人たちから「死なないで」などと言われて亡くなった人も、何も言いません。

しかし、もし死人に口があれば、あんなに苦しむのなら安楽死させてほしかったと言う人は、決して少なくないと思います。

第七章　甘い誘惑の罠

欲望につけこむビジネス

いつまでも元気で長生き——。それは万人の望みでしょう。

可能なかぎり元気でいたい。若々しくありたい。健康でいたい。介護など受けずにいたい。何かそれを実現する特別な方法があるのではないか。

こういう欲望につけこむビジネスが、巷にはあふれています。効くはずのないサプリメントや健康食品。通販で「今がお得」「初回にかぎり半額」「一ヵ月無料でお試し」「今すぐお電話を」と視聴者の心をくすぐり、急かして購買に導くあざとさには、義憤さえ感じます。

急激な体重減少を保証したり、過剰なビタミン摂取を勧めたり、顔や身体に異物を注入したりと、健康に悪いに決まっている行為をそそのかす美容業界は、スマートになりたい、美しくなりたい、コンプレックスを克服したいなどの欲望につけこみ、長期予後など考えずに金儲けにいそしんでいます。

医療界も十分な根拠のない認知症の予防や、がん予防の情報を垂れ流し、健診業界はおためごかしの情報で人々の歓心を買い、逆に健康診断や検診をサボっていたら大変なことになると脅して、受診者を増やそうとしています。製薬業界は少しでも早く、少しでも多く、少しでも長く薬を服用してもらえるよう、医者におもねって正常値を厳しくし、メディアのＣＭで売り上げを伸ばそうとしています。

二〇一一年の東日本大震災のとき、多くの医療機関が被害に遭って、一定期間、病院を受診できなかったり、薬が手に入らなかったりした人も少なくなかったはずです。しかし、それで症状が悪化し、取り返しのつかなくなった人がいたという話は聞きません。つまり、行かなくてもいい病院に行き、のまなくてもいい薬をのんでいた人が多かったということです。

二〇二一年に新型コロナウイルスの蔓延で緊急事態宣言が出されたときも、クリニックで感染することを恐れて、特に小児科の受診者が激減したそうですが、それはとりもなおさず、受診しなくてもいい子どもたちが心配性の親に不必要に受診させられていたことの証左でしょう。

医療も営利で成り立つ業界ですから、顧客を増やすことに熱心であるのは致し方ないですが、偏った情報やあざとい手法で一般の人を不安に陥れ、必要がない人まで医療に導き入れることには疑問を感じます。まるで宗教が「地獄に堕ちるぞ」「悪魔に取り憑かれるぞ」と脅して、信者を集めるのと同じに見えます。

欲望肯定主義の罠

今の日本はこれまでにないほど自由で平和で豊かです。だからだれもが幸せかというと、必ずしもそうではありません。自由で平和で豊か故の問題が、さまざまに噴出していますから。

そのひとつが〝欲望肯定主義〟が作り出す不幸です。欲望肯定主義とは、我慢する必要はないという気前のいい発想であり、また我慢しなくてもいいという優しい目線でもあります。それはすばらしいことのように見えて、これまでにはなかった不満、不愉快、不幸を作り出しています。

たとえば、安易な〝甘い汁情報〟の氾濫。

「楽にやせる」「すぐに儲かる」「安くてうまい」「元気で長生き」などで、多くの人々を引き寄せます。中には額面通りのものもあるでしょうが、大半は絵に描いた餅でしょう、そもそも矛盾しているのですから。

こういう安易な情報が広がると、人は楽をすることがデフォルト（初期設定）となり、本来、人生にとって必要な努力とか忍耐とか工夫を遠ざけてしまいます。

コブクロが「LOVER'S SURF」で「高望みしたってかまわない」と威勢よく歌うと、なんだか希望が持てる気がしますが、そもそも「高望み」はこれまで否定的に語られていた言葉です。私も子どものころ、親からよく「高望みをするな」と言われたものです。それは高望みが失敗や不幸につながる危険性が高いからです。

少し前には、大学入学共通テストで活用される民間試験に関して、文科省の大臣が「身の丈に合わせて頑張って」と発言して、教育格差の容認だと批判を浴びましたが、本来、「身の丈に合った」とか「分相応」という言葉は、肯定的に使われていたはずです。

今は平等の社会なのだから、生まれや育ちに縛られる必要はないと言われれば、希望を与えてくれるように感じますが、一方で自分は何にでもなれるというような勘ちがいを生み、失敗する人を増やしているのではないでしょうか。そのとき、「高望みをするからだ」と諭す大人がいればまっとうな生活にもどれるでしょうが、社会が悪い、政治が悪いと、人のせいにしだすと立ち直りの道は遠のきます。何でもかんでも自己責任にするのはよくありませんが、何でもかんでも社会のせいにするのもよくありません。

老いに関しても、現実から目を背けていると、実際の老いに嘆き、悩み、苦しむばかりです。快適な老いを実現するために必要なものは、一にも二にも現状の受容、すなわち足るを知る精神です。

欲望肯定主義に乗せられて、いつまでも元気で若々しくさわやかに快適になどと思っていると、目の前の日々は不平不満に塗り込められるでしょう。

スーパー元気高齢者の罠

欲望肯定主義の世の中はまったく油断がならず、不幸と不満を増大させる勘ちがいを引き起こす〝罠〟に満ちています。

その最たるものが、スーパー元気高齢者の活躍です。

もう亡くなられましたが、スーパー元気高齢者の代表といえば、元聖路加国際病院名誉院長の日野原重明氏でしょう。百歳を超えても現役の医師であり、晩年にもベストセラーの著作を発表し、テレビ出演もされていました。

かつて日野原氏はあるテレビ番組で、次のように発言していました。

「六十五歳で助走がはじまり、七十五歳で飛躍するんです」

なんと希望に満ちあふれた言葉でしょう。しかし、現実的ではありません。むしろ、弊害が多いです。たとえば、せっかく引退する気になっている高齢の社長や会長が、またやる気になってしまったりとか。

「老害」という言葉はあまり使いたくありませんが、現実にはそこここでささやかれています。職場で頑張る地位の高い高齢者は、たいてい周囲には有害であって、当人はそれに気づいていません。中には、「若い者がどうしてもやめさせてくれない」などと言う人もいますが、そんな人にかぎって、裏では若者たちがリタイアを熱望しています。

さらに日野原氏は番組で、「わたしはエレベーターは使いません。階段も二段飛ばしで上がります」と発言していました。そんな言葉を聞けば、「よし、ワシも負けておれん」とばかり、突然、階段を二段飛ばしにして転倒、骨折して寝たきりになったり、あるいは途中で心臓発作を起こして永眠ということになったりしかねません。

日野原氏の著書には、階段飛ばしについて、「急激な無理は禁物」と書いてありますが、テレビではそこは省略されます。視聴者の盛り上がりに水を差すからです。

昨今は高齢の女性俳優がテレビに出演して、その若さと美貌、元気はつらつなようすを、ごく控えめを装いながら堂々と披露しています。自然な人間の姿とはとても思えませんが、おそらく並外れた努力と巨額の投資が裏にあるのでしょう。もちろんそんな秘訣が明かされることはなく、明かされるとしてもごく当たり障りのないもので、ほんとうに効果のあるものは秘されてしまいます。

そんな元気な高齢女性俳優も、カメラがオフになれば「フーッ」と息を吐き、シャンと伸びていた背中もくにゃっと曲がるのではないでしょうか。家に帰ればさらに緊張は緩み、年齢相応の老化現象が露出するはずです。

しかし、視聴者はそこまで想像しません。ふだんの生活も若々しく美しいのだろうと思います。それで困るのは、未だ老いの手前にいる中年世代の人たちが、老いの厳しさに対する心の準備をおろそかにしてしまうことです。八十歳をすぎてもあんなふうにいられるのか、九十歳に近づいてもあんなに元気でいられるんだと、楽観的になって安心してしまいます。

スーパー元気高齢者が元気でいられるのは、投資もあるでしょうが、基本的には持って生まれた体質のおかげでしょう。もともと長寿の体質でなければ、何をやっても効果は得られません。もともとの体質（すなわち遺伝子）は変えられませんから、快適な老いを実現するには、自分の体質の中で満足を得ていく以外にありません。

ところが、スーパー元気高齢者の活躍を見せられると、自分もそうなりたい、なればいいな、なれるのではないか、きっとなれるだろうと思う人が増え、そうなれない場合、不満と失望を抱え込んでしまうのです。

私が老人デイケアのクリニックにいたとき、身体が弱って不自由になったことを嘆く人は多かったですが、あまり不愉快そうでもない人もいました。そういう人は、「年いったらこんなもん」と、現状を受け入れていました。老いの現実を正しく認識し、高望みをせず、身の丈に合った状況で満足するすべを、身につけている人なのでしょう。

それはある種の智恵にほかなりません。

優秀な人ほど苦しむ老い

老人デイケアのクリニックに勤務していたとき、私は先にも書いた通り、利用者さんのテーブルをまわって順番に、「調子はどうですか」と聞いていました。「大丈夫です」と言う人もいましたが、大半は何らかの症状を訴えます。

「腰が痛いんです。三日ほど前から痛くてたまりません」「なんや息をするのがしんどくて」「足がむくんで抜けるようにだるいんです」「目ヤニが出て、耳からも耳だれが出て」「便が硬くて、力むと脳の血管が破れそうで」「オシッコのにおいがきつくて」「夜になかなか寝つけんで、寝たと思うたらお便所に行きとうなって」

四十人ほどの高齢者の苦しみを聞いてまわるのは、かなりのハードワークでした。なにしろ簡単には治らないことばかりなのですから。しかし、これらの訴えは年を取ればある程度予測可能なものばかりです。頭でわかっていても、自分のこととしては受け入れがたいのでしょう。

人はだれでも、年を取れば足が弱るし、手がしびれて、息切れがして、身体が動きにくくなり、眠れなくなったり、尿が出にくくなるのに夜はトイレが近くなったり、お腹が張るのにガスは出ず、出なくていい痰や目ヤニやよだれが出て、膝の痛みに腰の痛み、嚥下機能、消化機能、代謝機能も落ちたりして、身体が弱るものです。そうなるのが自然なのに、それを受け入れるのは簡単ではありません。

老いるということは、失うことだとも言われます。体力を失い、能力を失い、美貌を失い、余裕を失い、仕事を失い、出番を失い、地位と役割を失い、居場所を失い、楽しみを失い、生きている意味を失う。

そんな過酷な老いを受け入れ、落ち着いた気持ちですごすためには、相当な心の準備が必要です。

若いときから優秀だった人は、人生で得たものが多い分、失うつらさにも耐えなければなりません。仕事で高い地位についていた人は、リタイアしてふつうの人になることに抵抗があるでしょうし、頭がいいと言われていた人は、記憶力や計算力が衰え、言いまちがい、勘ちがいなどを指摘されると腹が立ち、逆にショックを受けたり、落ち込んだりします。

もともとさほど優秀でない人は、リタイアしても同じですし、記憶力の衰えなどもたいして気にはなりません。

健康に気をつけて、どこも悪いところがなかった人も、老化現象による不具合には耐えるのがたいへんです。若いときから具合の悪い人のほうが、慣れている分、年を取ればこんなものだと受け入れやすいでしょう。

私より八歳年長の知人は、高学歴で社会的地位も高い職業に就いていましたが、老いを受け入れることができずに苦しんでいます。七十六歳にもなれば、衰えて当然だと思うのですが、なんとか若いときの状態を維持しようと頑張っています。これまで大きな挫折の経験がなく、逆に努力によって困難を克服してきた成功体験があるので、老いにも努力で立ち向かおうとするのです。当然、心は安らかではありません。「いい加減にあきらめたら」と奥さんに言われても、頑としてあきらめません。あきらめたら終わりだ、敗北主義だと頑張るのです。

老いの不如意も衰えも、受け入れて付き合っていくしかない。そう思えたら少しは楽になるのにと思います。あきらめの効用です。あきらめるというのは、もともと「明らむ」、すなわち「つまびらかにする」とか「明らかにする」という意味で、仏教では「諦」という文字は「真理・道理」の意味があるそうです。あきらめきれないのは、状況を明らかにしていない、真理・道理に到達していないということで、だからイライラ、モヤモヤするのです。

健康維持や老化予防の努力にも思わぬ罠が潜んでいます。

毎日、しっかり運動をして、酒、煙草もやらず、夜更かしもせず、栄養のバランスを考えて、刺激物を避け、肥満にも気をつけて、疲れも溜めず、健康診断や人間ドックも欠かさず、ストレスも溜めず、細心の注意で健康に気をつけていても、老化現象は起こります。がんや脳梗塞やパーキンソン病、あるいは認知症も、なるときはなります。そのとき冷静に受け止められるでしょうか。あんなに努力したのにと、よけいな嘆きを抱え込んでしまわないでしょうか。

もちろん、努力をすればリスクは下がります。しかし、ゼロにはなりません。そのことをしっかり認識しておかないと、努力しない人以上の苦しみに陥る危険があります。

死後の世界の誘惑

老いの先にあるのは死ですが、その先はどうなるのでしょう。

死を恐れる人は多いし、死ぬのはいやだと思っている人がほとんどでしょう。しかし、自殺する人もいます。死にたくなるほど生きていることがつらかったり、苦しかったりするのでしょう。そういう人でも、悩みやつらさが解消されれば、死を選ぶことはないはずです。

死に関して、最近おもしろい本を読みました。田坂広志氏著の『死は存在しない』

（光文社新書）です。そんなバカなと思いながら読み進めましたが、著者は東大卒の原子力工学博士で、これまで科学者と研究者の道を歩み、「唯物論的思想」を持ってきた人間だと明かされています。それがなぜ「死後の世界は存在する」と考えるようになったのか。

著者は虫の知らせや予感、以心伝心、あるいはユングの「共時性（意味のある偶然の一致）」などの不思議な現象が起きる背景として、「ゼロ・ポイント・フィールド仮説」なるものを提唱しています。

「ゼロ・ポイント・フィールド」とは、宇宙の誕生をも含む「量子真空」と呼ばれる場で、「ゼロ・ポイント・エネルギー」で満たされており、そこでは宇宙の誕生にはじまるすべてのものが量子物理学的に記録されているというのです。現世の人間もすべてここから発生しているので、肉体は滅びても、魂は「ゼロ・ポイント・フィールド」にもどって、そのまま存在するので、死は存在しないということになるのです。そして、先に述べた不思議な出来事も、「ゼロ・ポイント・フィールド」からの「波動」によって起こると説明されます。

私が要約すると説得力に欠けますが、本文を読むとさすがに明快かつ論理的で、自分にも思い当たることもあり、もしかしたらこの仮説は正しいのかもと思えてきます。

「ゼロ・ポイント・フィールド」に移行すると、すべては浄化され、現世でも苦しみや悩み、恨みも悔いも嘆きも不安も嫉妬も未練も不愉快さも消えて、「至福に満たされた世界」に至るとのことです。

そこでふと気づいたのですが、肉体が滅びたあと、こんなすばらしい世界が待っているのなら、現世であくせく苦労などせず、早々に至福の世界に行ったほうがいいのではないか。つまり、この仮説が流布すると、自殺者が続出するのではないかということです。

著者もそれを危惧してか、フェリーニの映画『道』を引き合いにして、だれの人生にも意味がある、どれほど苦しくても、「魂の成長の道」を歩んでほしいと書いていますが、それまでの論理的かつ明快な説明に比べると、かなり説得力に欠けます。死後の世界の存在を論じ、それがあまりにバラ色であるかのように説くことは、やはり死への誘いになりかねないという両面性を秘めています。

私が愛読する水木しげる氏の漫画にも、死後は魂になって何の心配もない世界に移行するという話があって、主人公の男は死んだあとにそれを知り、「神様も意地が悪い」と顔をしかめます。すると、男を導いてきた背後霊が、「いえ、隠しておかないと自殺者が増えますからネエ、イヒヒヒ」と嗤うのです（『妖怪博士の朝食』収録の「不思議電車」より）。

いずれにせよ、死後の世界があるかないかは、だれにもわかりません。前著にも書きましたが、もし死後の世界が存在するなら、はじめの二百年くらいは我慢できるでしょうが、二千年、二万年と続くと、退屈のあまり消えてなくなりたくなるのではないでしょうか。

命を粗末にする国から、大事にしすぎる国へ

前章で、多くの人が坂本龍一氏の死を早すぎると悼んだことでしょうと書きましたが、私は七十一歳の死はそれほど早すぎるとは感じませんでした。むしろ、よい死に時だったのではと思いましたが、そんなことを口に出すと、「死んでよかったとでも言うのか」と猛攻撃を受けそうなので黙っていました。がんになったのであれば、無理に生かすことは残酷ですし、仮に治療が功を奏して、治らないけれど死なない状態になったとしても、薬の副作用などで、本人にはかなりつらい状況になった可能性が高

いと思われます。

そんな現実を無視して、単に早すぎる、もっと生きてほしかったなどと言うのは、あまりに無責任、単なる無思慮としか思えません。

長寿はめでたいというのが多くの人の印象でしょうが、それは未だ長生きをしていない人の感覚です。実際に長生きしている人の苦しみは、本人にしかわかりません。これだけ平均寿命が延びた今、長生きしすぎることの苦しみ、不都合、悲惨さは、すでに目を背けられない状況になっています。

適当なところで死ぬ。これがもっとも楽で賢明で、当人にも家族にも社会にも有益なはずですが、死を肯定するような意見はとかく人気がありません。

死後の世界を美化しすぎると、自殺者が増える危険があると書きましたが、自殺に関しても、肯定的なことはいっさい口にできません。

私も自殺が好ましいとは思いませんが、もし自殺を企てている人を止めるなら、その人が抱えている問題や悩みを解決するか、少なくとも気持ちが楽になるような手立てを講じてからにすべきではないでしょうか。それをせずに単に「自殺するな」と言うのは、死ぬほど苦しい思いをしている当人に、「我慢しろ」と言っているのと同じで、それこそ人の気持ちのわからない冷たい態度だと思います。

自殺に反対する人は、相手の苦しみについて十分考えることをせず、ただ自分が相手に死んでほしくないという気持ちでいるのではないでしょうか。それはすなわち自分のエゴでしょう。

じゃあ、死にたい人は死なせればいいのかといわれると、もちろんそんな単純なことではありませんが、死の全否定はよくないと言っているのです。医療現場などでは、どんなに努力しても、死なせてあげたほうがいい状態になる人が、存在するのは事実です。

戦前の日本は命を粗末にする国だったと思います。それは武士が切腹をしていた時代から続くものでしょうが、戦陣訓の「生きて虜囚の辱めを受けず」や、特攻隊の出撃などは、明らかに命を粗末にしすぎでした。

それが敗戦後、百八十度転換して、今度は命を大事にしすぎる国になったように私は感じています。命を大事にしすぎて何が悪いと思う人も多いでしょうが、それは原則論で、各論では命を大事にしすぎることの弊害がいろいろあります。

たとえば、患者さんを死なせない医療による悲惨な延命治療。人工呼吸器や中心静脈栄養、そのほかの医療の進歩によって、患者さんがチューブだらけになり、意識もないまま機械に生かされる状態で、激しく尊厳を傷つけられる状態になることは先にも書きました。

ほかにも食欲をなくした高齢者に無理やり食べさせる食事や、胃ろう、CVポートなどによる栄養補給。本人が望むならまだしも、たいていは家族の希望で行われ、本人は人生の最後に苦しい状態を味わわされます。

安楽死が選択肢として認められないのも、命を大事にしすぎるからでしょう。死を容認することは、不吉、冷酷、不謹慎と思われがちですが、逆に生命の絶対尊重も、さまざまな不合理、悲惨、残酷を生み出しています。

以前、私が在宅医療で診ていたすい臓がんの末期の女性が、いよいよ臨終となったとき、駆けつけた親戚の女性たちが、ベッドサイドで口々に「頑張りや」「しっかりしいや」と声をかけました。

すると、ずっと付き添っていた夫が、妻に小声で「もう頑張らんでいいで」と言ったのです。妻が長らく病院で続けた苦しい闘病、そして自宅にもどって最期を迎えようとしたことを知っている夫ならではの言葉でしょう。

「頑張れ」と声をかけた親戚の女性に、もちろん悪気はありません。しかし、これ以上頑張れというのは酷なことで、死を容認した夫の言葉こそがほんとうの優しさだと、私は感じました。

第八章　これからどう老いればいいのか

次のステージへの準備

何事もうまくこなすためには準備が必要です。

だれにとってもはじめての経験である「老い」については、悪いことが起こることのほうが多いので、よけいに準備が重要になります。

いつまでも元気で若々しくとか、まだまだ若い者には負けないなどというのは、単に老いの現実から目を逸らしているだけで、見せかけの希望は与えてくれるでしょうが、足下がお留守になって、思わぬ困難、不愉快、苛立ち、嘆き、絶望につながる危険が増します。

そのプレリュードというか、プチ状況を私は身をもって体験しました。

二十年前に作家としてデビューしたあと、ずっと小説の注文は途切れることがなかったので、自分がいつまで書き続けられるのかなど、考えたことがありませんでした。いつかは終わるだろうけれど、まだまだ書き続けられると気楽に思っていたのです。

ところが、ある長編の構想がポシャったとき、しばらくどの出版社の編集者からも声がかからない状態が続きました。小説だけでなく、エッセイやコラムの注文もありません。もしかして、自分はこれで引退するのか。そう思った瞬間、ふいに目の前の地面が消えたような不安が広がったのです。

何をそんな大袈裟なと思われるかもしれませんが、私にとって〝書く〟ということは、ずっと生活の中心でした。その仕事がなくなったら、これから自分は何をすればいいのか。時間をどう使えばいいのか。今、使っている仕事場も無用の部屋になってしまうし、そこにいる意味もなくなる。執筆のための資料もメモも写真も本も、すべてが無意味になってしまう。

そのとき、私はこれまで経験したことのない心許ない状況になりました。

なぜ、そんなことになったのか。

思い当たることはあります。小説の注文がいつまでも続くとは思っていないけれど、今、終わるわけではないと考えていたのです。すなわちそれは、いつまでも続くと思っているのと同じだったのです。だから、注文がなくなったとき、自分でも意外なほど動揺したのだと思います。

それは死に関しても同じでしょう。人はだれでも自分が死ぬことを知っている、だけど、今、死ぬわけではない。そう思っている人は、自分はいつまでも死なないと思っているのと同じということです。だから、多くの人が死が目前に迫ると、想定外の不安に陥り、焦り、恐れ、動揺し、混乱して苦しむのです。

では、どうすればいいのか。

仕事が途切れて不安になったとき、私はその状況を必死に受け入れようとしました。足掻いても仕方がないし、自分が状況を変えられるわけでもない。だったら、この状況と折り合いをつける以外にない。不安定になる自分をなんとか抑え、仕事のない状況のメリットを考えるようにしました。執筆の苦しみからの解放や、自由な時間が増えることなどです。しかし、ヒマになっても、することがなければ退屈するばかりでしょう。それでも、何事にもいい面と悪い面がある、仕事がないことにもいい面はあるはずと、懸命に頭を絞りました。

そうやって、自分をコントロールしようと苦しんでいたとき、幸運にも新たな原稿の依頼があり、救われた気がしました。まるで不治の病におかされかけていたとき、特効薬に巡り合ったような気分でした。

幸い、今はまたいくつかの注文があって、気分的に落ち着いていますが、またいつ途切れるやもしれません。真剣に備えておかなければ、ほんとうに仕事がなくなったとき、冷静に受け入れることができないでしょう。私はその状況をリアルに想像し、受け入れるための準備をはじめました。

はじまったものはいつかは終わる。それは致し方ないことで、未練は無駄で、抵抗すればよけいに苦しむ。そのときがいつ来てもいいように、今できることは、目の前の仕事にベストを尽くし、悔いを残さないようにすることだと、自分に言い聞かせました。

さらにはヒマな時間ができたらすること、したいことも考えています。先年、中高生のときに夢中になった戦車模型の製作を五十年ぶりに復活させたので、それに没頭しようかと考えています。

欲望と執着

私が以前、在宅医療で診ていた独り暮らしの女性の患者さんが、自分が死んだあと、家族に迷惑をかけたくないので家を整理したい、見苦しい状況を残したくない、でも、体力がなくて、それができないんですと嘆いていました。

あまりに何度も嘆くので、私は「高齢になったら、そういう欲望も抑えていかなければなりませんね」と宥めました。すると女性は心底、驚いたような顔で、「欲望なんですか」と聞き返しました。女性にとってそれは当然のこと、最低限すべきことだったのでしょう。

彼女にとっての欲望とは、お金がほしいとか、いい暮らしをしたいとか、出世したいとかのことで、死んだあと家族に迷惑をかけたくないというまっとうな気持ちを、それらと同列に置かれたのが心外だったようです。

しかし、広い意味ではやはり欲望でしょう。欲望といって悪ければ、自分の都合でもかまいません。それを義務のように心得ているので、できない自分が情けない、つらいと感じるのです。

欲望と執着が苦しみのタネであることは、二千六百年前にインドで釈迦牟尼がつまびらかにしていますし、同じころ、中国では老子が「無為而無不為＝無為なれば、しこうして為さざるなし（無為に至れば、自然にすべてがうまくいく）」と言っています。つまり、多くを求めるから苦しみが生まれ、あれこれ望むからいろいろなことがうまくいかないというわけです。

ところが欲望肯定主義の現代では、もっと求めろ、もっと望めと煽り、苦しみのタネを増やすことにかかっているように見えます。死や老いは受け入れたほうが楽で、よけいな問題も引き起こさないのに、それを否定する健康法や医療、お得な情報が世間にあふれています。これらはすべて裏にビジネス、すなわち金儲けが潜んでいます。赤字を見越してお得な情報を提供する人はいません。

長生きをしたいとか、いつまでも元気でいたいという思いは、だれにでもあって、それを捨てるのは簡単ではありません。では、どうすればいいのか。

それができている人に学ぶのがいいのではないでしょうか。

私の父はそういう考えの人でしたから、よけいなことをしない効能や、安心や安全を求めすぎない気楽さ、あくせくしないことの賢明さなどを、私は学ぶことができました。

父がよく口にしていたのは、次のような言葉です。

- 「無為自然」＝作為的なことはせず、自然に任せるのがいい。
- 「莫妄想《まくもうぞう》」(妄想するなかれ)」＝不安や心配や迷いは妄想だからしないほうがいい。
- 「少欲知足」＝欲を減らし、足るを知ることが苦しみを減らす。

父は幸福や長生きに向けて無駄な努力はせず、糖尿病になっても甘いものは食べ放題で、煙草も吸い放題で、健康のための運動や節制はいっさいしませんでした（もちろん、それで病気が悪化して死ぬことになっても、受け入れるという覚悟の上です）。

そんなやり方で八十七歳で「いい人生やった」と微笑みながら自宅で亡くなったので、運もよかったのかもしれませんが、私には生きた手本となっています。

武道家に学ぶ

少し前ですが、岩波書店から出た『私にとっての介護――生きることとの一部として』という本の書評を頼まれました。この本は総勢四十人の書き手が、それぞれ介護にまつわる話を率直に書いたもので、よりよい介護を実現するにはどうすればよいかを考えさせられました。ですが、当事者の声はあまりに赤裸々かつ千差万別で、答えなど到底見つけられないと、やや悲観的にもなりました。

その中で唯一、希望を感じさせてくれたのが、フランス文学者・思想家など多くの肩書を持つ内田樹《たつる》氏の文章です。内田氏は合気道七段の武道家でもありますが、ご自身の師匠にこう言われたそうです。

「合気道家は入れ歯がすぐに合うようでなければならない」

自分にぴったりの入れ歯を求めると、なかなか満足のいくものは得られません。型取りをしても、どこかが当たったり、緩かったりします。逆に入れ歯に口を合わせるというふうに発想を変えれば、即、問題は解決です。もちろん、最初は違和感があるでしょうが、使っているうちに慣れて、フィットするようになります。また、苦労して自分にぴったりの入れ歯を作っても、しばらくすると歯茎がやせたりして、また違和感を覚えるようになります。

内田氏は文中に、「合気道に限らず、武道というのは『与えられた状況に最適化すること』をめざす」とも書いています。「最適化」とは、相手の状況に合わせてもっとも自由度の高い状況を作るということで、そうすることによって次の行動の選択肢が最大化し、「何が起きても大丈夫」という心持ちになるのだそうです。

さらに、「そのためには『自分らしさ』とか『自分なりのこだわり』とか『自分としてはこれだけは譲れぬ男の意地』とかいうものはあってはならない。そんなものがあると、自由度が下がるばかりで、気は上がるし、肩ひじはこわばるし、ろくなことにならない」とも書いています。

内田氏のこの文章には、好ましい老い方へのヒントがあります。昨今、新聞などでは、「自分らしい生活」とか「自分らしい最期」というような優しげな文言がよく見られますが、それが叶えられれば言うことはありません。しかし、簡単ではないはずです。そんなウケのいい言葉に惑わされず、与えられた状況に自分を合わせることが、いろいろな不如意や不具合の起こる老いへの賢明な対処法だということです。

それはとりも直さず、欲望と執着を捨て、老いや死を受け入れることの大切さを物語るものでしょう。よりよい介護を求めることも重要ですが、不足にばかり目を向けて、不平不満を募らせるより、与えられた状況に感謝し、足るを知るほうが、心安らかに決まっています。

すべては比較の問題

足るを知るで思い出すのが、ある施設に入所していた二人の女性患者さんです。在宅診療で診察していたのですが、一人は診察のたびに「ここの食事はまずい」「部屋が狭くて息が詰まりそう」などと不満をもらし、もう一人は「ここの食事はおいしい」「部屋はきれいで気持ちがいい」と喜んでいました。もちろん、二人とも同じ食事を食べ、同じ間取りの居室に入っていました。

なぜ、こうも二人の印象がちがったのか。お気づきの方もいらっしゃるでしょうが、不平をもらしていた女性は裕福な家の出で、満足していたのはさほど裕福ではない家の女性でした。それまでの暮らしと現状を比較するので、同じ食事、居室でも評価が正反対になったのです。そんな例を見ると、若いときに頑張って裕福な生活を目指すのも、善し悪しだなと思います。

医療でも食事でも映画でも人付き合いでも、満足するかどうかは、事前の期待値と現実の比較で決まります。たとえばラーメン屋に行くとして、前もって「あそこのラーメンはうまい」と聞いて食べにいくと、「それほどでもない」と失望しがちですが、みすぼらしい店で、「ここは期待できないな」と思いながら入ってみると、案外、おいしくて得をした気分になるでしょう。

事前の期待値より現実のほうがよければ満足しますし、低ければ不満を感じるということです。であれば、事前の期待値はできるだけ下げておいたほうが、現実に満足を得やすいことになります。

医療も同じで、ぜったいに病気を治してほしいと思っていると、治らないときに絶望しますが、むずかしい病気だし、医療にも限界があるから、よくならないときのことも覚悟しておこうと、心の準備をしていると、状況を受け入れやすくなります。

ペシミスティックな考えかもしれませんが、私が老いや医療について、常々、ネガティブな側面に目を向けるのは、現実に対する失望の危険を減らすためです。危機管理とは最悪の状況を想定し、それに備えるということです。うまくいくこと、最良の結果を想定していては、危機管理にはなりません。危機管理がおろそかで、現実に腹を立てたり、失望したりするのは、備えが足りないと言われても仕方がありません。

ものは考えようとも言います。待ち合わせのとき、自分は時間より前に来ているのに、相手が遅刻したら、五分の遅れでも「こっちは早くに来てるのに」と不愉快になるでしょう。しかし、危機管理として、「どうせあいつのことだから、十分くらい遅れるだろう」と思って待っていると、五分遅れでも「意外に早かったな」と心穏やかでいられるのではないでしょうか。

きっとうまくいく、まだまだチャンスはあると、前向きな姿勢も大事ですが、危機管理として最悪の状況も意識しておくことは、特に老いや死のように厳しい現実に立ち向かわなければならないときには、必要なことだと考えます。

武士はなぜ切腹できたのか

子どものころ、私は武士がなぜ切腹できたのか、不思議でなりませんでした。健康でまだまだ生きることができるのに、死ねばすべてが終わるのに、なぜ自ら命を絶つのか。刀で腹を切るという身がすくみそうな方法もさることながら、切腹の理由が名誉のためであったり、謝罪の証であったり、降伏の代わりであったりしたことが理解できなかったのです。

しかし、切腹に関する本などを読んでいると、徐々にその気持ちがわかるようになってきました。それはふだんから常に「死」というものを意識して生きるというメンタリティがあったということです。

「武士道と云うは死ぬことと見つけたり」と「葉隠」にもある通り、常に死を意識して生きることで自由度を増し、その場そのときを大事にし、自分の道を誤らずにすむという考えでしょう。うわべだけでなく、本気で考えているので、ときが来れば逃げることなく死を受け入れることができたのだと思います。

人は必ず死ぬのだから、それなら悪い死に方よりよい死に方をしたいという気持ちもあったでしょう。無様に生き延びても、恥と悔いに苛まれ、肩身の狭い思いでいるよりは、いさぎよく人生を終わらせたほうがいい。これはやはり命を粗末にする発想ですが、命より名誉や忠義や尊厳を重視した発想とも言えます。

今は命が何より大事な時代ですから、こんな価値観は一蹴されてしまうでしょうが、かつては命より大事なものがあったのです。

私も今、命より大事なものがあると思っています。それは苦しまずにいるということです。救いようのない苦しみに苛まれたら、私は命を捨ててでも楽になりたいです。いや、それでも命より大事なものはないと言う人は、たぶん今、苦しんでいない人でしょう。とにかく生きていてほしいと、延命を望むのはたいてい家族で、苦しんでいる本人は、坂本龍一氏のように「もう逝かせてくれ」と思っているにちがいありません。

現代の日本では死はほとんどタブー扱いですから、それを肯定するような発言は許されません。医療が死を遠ざける方策を積極的に行わないことは、あり得ないことと見なされます。かつてはそれでも大きな問題はなかったでしょうが、医療が発達した今、高度な治療や検査で自然な寿命は受け入れられず、悲惨な延命治療、苦しい長寿、過酷な介護なども問題を引き起こしています。

人間は必ず死ぬのだから、それを常に意識し、悔いのない毎日を送っていれば、死が迫ってきても、ある程度は従容として受け入れられるのではないでしょうか。無闇に抗《あらが》い、拒絶し、泣き叫んでも、死ぬときは死ぬのですから。

それなら自然な寿命を受け入れるように発想を変え、ある程度の高齢になれば医療に近づかないという選択肢もあると思います。

それができれば、よいことが満載です。病院で長時間待たされることもなく、つらい検査や治療を受けることもなく、検査の結果に一喜一憂することもなく、医療費も払わずにすみ、薬の副作用で体調を損ねることもなく、空いた時間とお金と体力を好きなことに使えます。日本の医療費も抑えられ、病院への付き添いも必要なくなり、最後は自宅か施設で自然な死を迎えられます。

自然な死はさほど苦しくありません。死の直前に苦しむのは、医療が発達したせいで、無意味に死が引き延ばされるからです。医療が発達する前は、だれしも家でそんなに苦しまずに亡くなっていたことからも明らかです。

早いうちからしっかりと老いと死を意識した生き方をしていれば、私たちも自然な寿命を受け入れられるのではないでしょうか。それは武士が切腹を受け入れるよりも、はるかに簡単なはずです。

水木サンの言う「人生の夕日」はすばらしい

これまで何度か引用した水木しげる氏とは、偶然、知り合う機会があり、晩年に何度かお目にかかりました。水木サン（これはご本人の一人称でもあるので、そう書かせていただきます）の漫画には、人生や世の中に対する深い洞察があって、私はどの哲学書や教養書よりも強い影響を受けました。

たとえば次のような言葉。

「名前なんて一万年もすればだいたい消えてしまうものだ」

これは赤穂浪士のように歴史に名前を残して満足する者もいるが、と書かれたあとに続くセリフです（『偶然の神秘』より）。

少年のころ、有名になりたいと思っていた私は、この一言ではたと気づきました。たしかに一万年前の人間で、名前の残っている者はいない、名前なんてすぐに消えてしまうのだから、有名になることに努力するより、自分の人生を充実させるための努力をしたほうがいい、と。

また、ある短編では、侍役人がガリ勉をして「昌平校《しょうへいこう》」に入り、同僚が遊んでいてもまじめに貯金し、結婚もし、家も建て、子どもも大学に入れて、万事、将来の幸福に備えますが、臨終の間際にこうつぶやきます。

「わしは少《すこ》しも幸福《しあわせ》ではなかった」

すると、横に控えた妻がこう言うのです。

「あなたは幸福《しあわせ》の準備《じゅんび》だけなさったのヨ」（『幸福の甘き香り』より）

なんと含蓄のある言葉でしょう。将来のことを心配し、病気を心配し、お金のことを心配し、仕事のことを心配して、幸福になるためあくせくしている人は、自分ではそうとは気づかず、〝準備〟にばかり追われているのです。そしてある日、突然、人生の終わりに立たされて、この侍役人のように「味《あじ》わうことをわすれていたのか」と嘆息することになります。

老いについては、『昭和史』の第8巻の最後で、ねずみ男が厳しい現代の世相を嘆きながら、「良き老後とはなんなのか　そんなものがあるだろうか」とつぶやくと、作中に登場している水木サンがこう返します。

「ねずみ男!!　なんていうことをいうのだ　〝老後〟というのは思ったよりいいものなんだ（略）『人生の夕日』これがまた意外にいいもんなんだヨ　若いときは成功しようとかなんとか欲があるが　すべてが過ぎ去って年をとり　自分が決まって欲がなくなるというのか　今まで気づかなかったいろいろなものが見えてくるのだよ　人間とか　人生とか　いや　さまざまなことが　今までにない姿で見えてくるのだヨ　若い

時のようにくだらぬ邪心《じゃしん》が消えているというのか　正に人生は六十からだよ」

この認識は、真によき老後を言い当てていると思います。ポイントは〝欲〟とか〝邪心〟を消し去るということ。成功したいとか、豊かに暮らしたいとか、少しでも得をしたい、損をしたくないとか、そういう思いがあるうちは、人生とか社会のほんとうに大事なことが見えないと、水木サンは言っているのです。

ほんとうに大事なこととは何か。それは〝欲〟と〝邪心〟を未だ捨て切れていない私にはわかりません。できるだけ〝自分の都合〟を減らしていって、いつかそれがわかる日を楽しみにしています。

「隠居」のすすめ

私の父は国立大阪病院（現・国立病院機構大阪医療センター）の麻酔科の医者でしたが、六十五歳で定年を迎えると、医者の仕事はすっぱりやめて、八十七歳で亡くなるまで自由気ままに遊んで暮らしました。

同年配の医者が、定年後、第二のキャリアとして、「個人病院に年収一千万円で雇われた」などと自慢するのを聞いても、「それだけもらえるということは、それだけ働かされるということや」と、意に介しませんでした。

仕事をやめたあと、父はいわゆる「隠居」になり、毎日を気楽にすごしていました。本を読んだり、散歩に出たり、喫茶店に通ったり、昼寝をしたり、映画を観たり、絵や文章を書いたりの日々で、母と国内旅行や海外旅行にしょっちゅう出かけていました。歴史が好きだったので、奈良で飛鳥時代の遺跡が発掘されたと聞けば見学にいき、正倉院展や国宝展があれば会場に足を運び、司馬遼太郎の『坂の上の雲』が大好きで、自分でも日露戦争を研究し、日本海海戦の連合艦隊とバルチック艦隊の激戦のようすを時系列に沿った絵図にしたりしていました。

ほかにもお化けや幽霊の話が好きで、怪奇現象や目撃談を集めては、ワープロで私家版の本にしたり、地元の堺市にまつわる歴史的事件を同じくワープロで本にしたり、甘いものが好きだったので、どこそこにおいしい羊羹があるとか、変わったデザートがあるとか聞くと、多少遠方でもそれを食べに出かけ、堺の名物である「くるみ餅」「けし餅」「にっき餅」などもしょっちゅう買い求め、とにかく退屈することなく、趣味と娯楽の日々を送っていました。

私は父ほど多趣味ではないので、引退したら先にも書いた戦車の模型作りを進めようと思っています。今は大人買いができるので、高価なプラモデルも買い放題。作製に必要な精緻なピンセットやニッパー、リューター、極細面相筆、細密デカール、エッチングパーツもそろえられます。五十年前とちがって、模型製作のテクニックも向上し、ウェザリング（風化表現）だけでも、ヘアスプレー技法、ウォッシング、チッピング、ドッティング、ドライブラシ、スミ入れなどがあり、オリジナルの前期型を後期型に変えたり、資料写真にある実車を再現したり、戦車兵からジオラマ作製まですると、時間はいくらあっても足りません。

「隠居」になれば、義務も責任もノルマもなくなり、毎日気楽にすごせます。私は現在六十八歳ですが、この年になれば残された時間は高々知れています。それを一年でも長く延ばしたいとか、少しでも元気ですごしたいなどと欲の深いことを言うと、しなければならないこと（節制や運動や健診や人間ドックや食事のコントロールなど）と、してはいけないこと（暴飲暴食、偏食、徹夜、喫煙、肥満など）が増え、自由と気楽さが減じます。

実は今がいちばん幸せ

これからどう老いるべきか。

人によって境遇もちがえば、価値観もちがえば、持って生まれた体質もちがうので、一概にこれが正解という答えはないでしょう。何を大事にするかによっても、優先順位は異なります。多少のコツや秘訣はあるかもしれませんが、老いは自然現象ですから、人間の浅知恵であれがいいこれがいいと言ってみても、誤差範囲にすぎないと思います。

それでも何かいい方法があるのではないか、お得な情報があるのではないかと思うのは、幻想に近い願望です。

私は三十代で外務省に入り、日本大使館の医務官という仕事で、約九年間、海外暮らしをしました。退官したあと、ウィーンの大使館で私の前任者だったN医務官が、久しぶりに電話をくれて、お互いの近況を話しました。N医務官はその少し前に奥様を亡くされていて、声が沈んでいました。ウィーンで奥様とオペラを観たり、ホイリゲ（ワイン居酒屋）でワインを飲んだりしたときのことを懐かしそうに語ったあと、感慨深げにこう言いました。

「今から思うと、あのころがいちばん幸せだった、気づかなかったけれど」

その言葉が胸に響き、私は自分も今がいちばん幸せなのに、気づいていないのかもしれないと思うようになりました。もちろん、いろいろ不平不満はあるけれど、大きな不幸がないならそれは感謝すべき状況ではないか。

そう思うと肩の力が抜け、一気に楽になりました。日野原重明氏は、著書で「人はえてして自分の不幸には敏感なものです」と書いています。逆に言えば「幸福には鈍感」ということでしょう。

不平や不満を言う人は不幸な人です。幸福な人は文句を言いません。幸福かどうかは自分が感じることですし、すべては比較の問題ですから、どんな状況でも人は幸福にも不幸にもなれるわけです。

実は今がいちばん幸福なんだと気づけば、これからどう老いるべきかということも考えずにすむでしょう。

幸福に浸っているときには、人はあれこれ考えないものですから。

おわりに

　本書はこれから老いる人や、すでに老いている人の中で、ある程度、心に余裕のある人に向けて書きました。余裕はあるけれど、老いや死についての心配も絶えない、そんな人に読んでいただければと思います。

　上手に老いて上手に死ぬためには、相応の準備が必要ですが、老いも死も不愉快なので、興味を持つ人は少なく、直視することも好まれません。それでいざ実際の老いがはじまり、死が迫ると、多くの人が似たようなパターンで失敗し、無用の苦しみや悔いを背負っているように思えます。

　はじめにも書いた通り、私は長年、高齢者医療に携わってきましたので、ある程度のバリエーションを心得ているつもりです。うまく老い、上手な最期を迎えるためには、いずれも受け入れることが大切なのですが、それがいちばんむずかしいこともわかっています。

老いと死が受け入れられないいちばんの原因は、やはり本能的に老いたくない、死にたくないと思うからでしょう。それに輪をかけるのが、世にあふれるきれい事情報、優しい絵空事情報、まやかしの希望情報です。中には有効なものもあるかもしれませんが、医学的にエビデンスのあるものは皆無です（無作為化比較試験ができないので）。

ところが、誘い文句は巧妙で、あたかも夢の療法のように喧伝されます。金儲けが目的ですから、魅力的に見せるのは当然でしょう。

できるだけ自立して元気に暮らすために、節制や運動などの努力は必要です。しかし、そちらにばかり目を向けていていいのでしょうか。どんなに努力しても、あるいは、持って生まれた体質がどれほど優れていても、やがて老いによる不都合は迫ってきますし、死もまた確実にやってきます。であれば、そちらに向けて心の準備をすることも必要でしょう。


私は現在、医者の仕事としては健診センターで内科診察を担当していますが、健康について多くの人が心配しすぎだと感じています。その心配が時間的、経済的、精神的、肉体的に多くの無駄を作り出しています。そんなに心配しなくても大丈夫と言いたいのですが、無責任と言われかねないので黙っています。

かなり前の本ですが、アメリカで「民衆のための医師」と評されたロバート・メンデルソン医師が、著書でこう語っています。

「現代医学を構成する医者・病院・薬品・医療機器の9割がこの世から消えてなくなれば、人々の体調はたちどころによくなるはずだ。これは私の確信である」

額面通りには受け取れませんが、まったくのデタラメとも思えません。たしかに医療の九割をなくしたら、元気になる人は多いと思います。ただし、平均寿命は少し短くなるでしょう。その代わり、介護負担もぐっと軽減され、悲惨な長生きに苦しむ人も減ると思います。

老いも死もイヤなことですが、直視し続けていれば次第に慣れます。自然なこと、当たり前のことと受け止められれば、無闇に抗おうとはせず、受け入れる気持ちも生まれてきます。

そうなれば心も落ち着き、穏やかに暮らせるようになるでしょう。

読者のみなさんがそういう気持ちになることを、心より願っています。

末筆ながら、前著に引き続き、いろいろアドバイスをくれた現代新書の髙月順一氏に心より感謝申し上げます。

二〇二三年九月九日

久坂部 羊

＊本書には、二〇〇二年に私が本名で書いた『老いて楽になる人、老いて苦しくなる人』（ビジネス社）からいくつかエピソードを引用しました。

【参考文献】

・『水木しげる　昭和史　第8巻』水木しげる著　講談社　一九八九年
・『妖怪博士の朝食　1』水木しげる著　小学館〈ビッグゴールド・コミックス〉　一九九四年
・『生き方上手』日野原重明著　ユーリーグ　二〇〇一年
・『老いて楽になる人、老いて苦しくなる人』久家義之著　ビジネス社　二〇〇二年
・『人間の死に方　医者だった父の、多くを望まない最期』久坂部羊著　幻冬舎新書　二〇一四年
・『こうして医者は嘘をつく』ロバート・メンデルソン著、弓場隆訳　三五館　二〇一六年
・『私にとっての介護――生きることとの一部として』岩波書店編集部編　岩波書店　二〇二〇年
・『冴えてる一言　水木しげるマンガの深淵をのぞくと「生きること」がラクになる』久坂部羊著　光文社　二〇二二年
・『人はどう死ぬのか』久坂部羊著　講談社現代新書　二〇二二年
・『復活への底力　運命を受け入れ、前向きに生きる』出口治明著　講談社現代新書　二〇二二年
・『死は存在しない』田坂広志著　光文社新書　二〇二二年

講談社現代新書　2724

人《ひと》はどう老《お》いるのか

二〇二三年一〇月二〇日第一刷発行

著者　久坂部《くさかべ》　羊《よう》

発行者　髙橋明男
発行所　株式会社講談社
東京都文京区音羽二丁目一二―二一　郵便番号一一二―八〇〇一
電話　〇三―五三九五―三五二一　編集（現代新書）
〇三―五三九五―四四一五　販売
〇三―五三九五―三六一五　業務
装幀者　中島英樹／中島デザイン
印刷所　株式会社ＫＰＳプロダクツ
製本所　株式会社国宝社

N.D.C. 490　234p　18cm
ISBN978-4-06-533693-9

「講談社現代新書」の刊行にあたって

教養は万人が身をもって養い創造すべきものであって、一部の専門家の占有物として、ただ一方的に人々の手もとに配布され伝達されうるものではありません。

しかし、不幸にしてわが国の現状では、教養の重要な養いとなるべき書物は、ほとんど講壇からの天下りや単なる解説に終始し、知識技術を真剣に希求する青少年・学生・一般民衆の根本的な疑問や興味は、けっして十分に答えられ、解きほぐされ、手引きされることがありません。万人の内奥から発した真正の教養への芽ばえが、こうして放置され、むなしく滅びさる運命にゆだねられているのです。

このことは、中・高校だけで教育をおわる人々の成長をはばんでいるだけでなく、大学に進んだり、インテリと目されたりする人々の精神力の健康さえもむしばみ、わが国の文化の実質をまことに脆弱なものにしています。単なる博識以上の根強い思索力・判断力、および確かな技術にささえられた教養を必要とする日本の将来にとって、これは真剣に憂慮されなければならない事態であるといわなければなりません。

わたしたちの「講談社現代新書」は、この事態の克服を意図して計画されたものです。これによってわたしたちは、講壇からの天下りでもなく、単なる解説書でもない、もっぱら万人の魂に生ずる初発的かつ根本的な問題をとらえ、掘り起こし、手引きし、しかも最新の知識への展望を万人に確立させる書物を、新しく世の中に送り出したいと念願しています。

わたしたちは、創業以来民衆を対象とする啓蒙の仕事に専心してきた講談社にとって、これこそもっともふさわしい課題であり、伝統ある出版社としての義務でもあると考えているのです。

一九六四年四月　野間省一

自然科学・医学

心理・精神医学

331 異常の構造——木村敏
590 家族関係を考える——河合隼雄
725 リーダーシップの心理学——国分康孝
824 森田療法——岩井寛
1011 自己変革の心理学——伊藤順康
1020 アイデンティティの心理学 鑪幹八郎
1044 〈自己発見〉の心理学 国分康孝
1241 心のメッセージを聴く 池見陽
1289 軽症うつ病——笠原嘉
1348 自殺の心理学——高橋祥友
1372 〈むなしさ〉の心理学 諸富祥彦
1376 子どものトラウマ——西澤哲
1465 トランスパーソナル心理学入門——諸富祥彦
1787 人生に意味はあるか 諸富祥彦
1827 他人を見下す若者たち 速水敏彦
1922 発達障害の子どもたち——杉山登志郎
1962 親子という病——香山リカ
1984 いじめの構造——内藤朝雄
2008 関係する女 所有する男——斎藤環
2030 がんを生きる——佐々木常雄
2044 母親はなぜ生きづらいか——香山リカ
2062 人間関係のレッスン 向後善之
2076 子ども虐待——西澤哲
2085 言葉と脳と心——山鳥重
2105 はじめての認知療法——大野裕
2116 発達障害のいま——杉山登志郎
2119 動きが心をつくる——春木豊
2143 アサーション入門——平木典子
2180 パーソナリティ障害とは何か——牛島定信
2231 精神医療ダークサイド 佐藤光展
2344 ヒトの本性——川合伸幸
2347 信頼学の教室——中谷内一也
2349 「脳疲労」社会——徳永雄一郎
2385 はじめての森田療法 北西憲二
2415 新版 うつ病をなおす 野村総一郎
2444 怒りを鎮める うまく謝る 川合伸幸

知的生活のヒント

哲学・思想Ⅰ

66 哲学のすすめ——岩崎武雄
159 弁証法はどういう科学か 三浦つとむ
501 ニーチェとの対話——西尾幹二
871 言葉と無意識——丸山圭三郎
898 はじめての構造主義 橋爪大三郎
916 哲学入門一歩前——廣松渉
921 現代思想を読む事典 今村仁司 編
977 哲学の歴史——新田義弘
989 ミシェル・フーコー 内田隆三
1001 今こそマルクスを読み返す 廣松渉
1286 哲学の謎——野矢茂樹
1293 「時間」を哲学する——中島義道
1315 じぶん・この不思議な存在—鷲田清一
1357 新しいヘーゲル——長谷川宏
1383 カントの人間学——中島義道
1401 これがニーチェだ——永井均
1420 無限論の教室——野矢茂樹
1466 ゲーデルの哲学——高橋昌一郎
1575 動物化するポストモダン 東浩紀
1582 ロボットの心——柴田正良
1600 ハイデガー=存在神秘の哲学——古東哲明
1635 これが現象学だ——谷徹
1638 時間は実在するか 入不二基義
1675 ウィトゲンシュタインはこう考えた 鬼界彰夫
1783 スピノザの世界——上野修
1839 読む哲学事典——田島正樹
1948 理性の限界——高橋昌一郎
1957 リアルのゆくえ——大塚英志 東浩紀
1996 今こそアーレントを読み直す——仲正昌樹
2004 はじめての言語ゲーム——橋爪大三郎
2048 知性の限界——高橋昌一郎
2050 超解読！ はじめてのヘーゲル『精神現象学』 竹田青嗣 西研
2084 はじめての政治哲学 小川仁志
2099 超解読！ はじめてのカント『純粋理性批判』 竹田青嗣
2153 感性の限界——高橋昌一郎
2169 超解読！ はじめてのフッサール『現象学の理念』——竹田青嗣
2185 死別の悲しみに向き合う——坂口幸弘
2279 マックス・ウェーバーを読む——仲正昌樹